hristel Baatz-Kolbe

Schamkompetenz in der Altenpflege

LAMBERTUS

LAMBERTUS+
App inside

Laden Sie dieses Buch kostenlos auf Ihr Smartphone, Tablet und/oder Ihren PC und profitieren Sie von zahlreichen Vorteilen:

- **kostenlos:** Der Online-Zugriff ist bereits im Preis dieses Buchs enthalten
- **verlinkt:** Die Inhaltsverzeichnisse sind direkt verlinkt, und Sie können selbst Lesezeichen hinzufügen
- **durchsuchbar:** Recherchemöglichkeiten wie in einer Datenbank
- **annotierbar:** Fügen Sie an beliebigen Textstellen eigene Annotationen hinzu
- **sozial:** Teilen Sie markierte Texte oder Annotationen bequem per E-Mail oder Facebook

Aktivierungscode: bdsk-2023

Passwort: 2150-3716

Download App Store/Google play:

- **App Store/Google play** öffnen
- Im Feld **Suchen Lambertus+** eingeben
- **Laden** und **starten** Sie die **Lambertus+ App**
- Oben links den Aktivierungsbereich anklicken um das E-Book freizuschalten
- Bei **Produkte aktivieren** den **Aktivierungscode** und das **Passwort** eingeben und mit **Aktivieren** bestätigen
- Mit dem Button **Bibliothek** oben links gelangen Sie zu den Büchern

PC-Version:

- Gehen Sie auf **www.lambertus.de/appinside**
- **Aktivierungscodes** oben anklicken, um das E-Book freizuschalten
- **Aktivierungscode** und **Passwort** eingeben und mit **Aktivieren** bestätigen
- Wenn Sie Zusatzfunktionen wie persönliche Notizen und Lesezeichen nutzen möchten, können Sie sich oben rechts mit einer persönlichen E-Mail-Adresse dafür registrieren
- Mit dem Button **Bibliothek** oben links gelangen Sie zu den Büchern

Jetzt unter www.lambertus.de/appinside | Laden im App Store | JETZT BEI Google play

Bei Fragen wenden Sie sich gerne an uns:
Lambertus-Verlag GmbH – Tel. 0761/36825-24 oder
E-Mail an info@lambertus.de

LAMBERTUS
SOZIAL | RECHT | CARITAS

Christel Baatz-Kolbe

Schamkompetenz in der Altenpflege

LAMBERTUS

Bibliografische Information der Deutschen Nationalbibliothek.
Die Deutsche Nationalbibliothek verzeichnet diese Publikation in der Deutschen Nationalbibliografie; detaillierte bibliografische Daten sind im Internet über dnb.d-nb.de abrufbar.

1. Auflage 2023

www.lambertus.de
Umschlaggestaltung: Nathalie Kupfermann, Bollschweil
Bildnachweis: Lebenshilfe für Menschen mit geistiger Behinderung Bremen e. V.: Illustrator Stefan Albers
Druck: Elanders GmbH, Waiblingen
ISBN: 978-3-7841-3368-3
ISBN ebook: 978-3-7841-3369-0

Inhalt

Vorwort **9**

Einleitung **10**

1 Theoretische Grundlagen und Fragestellung **12**

2 Kompetenzen und Kompetenzmodelle als Grundlage eines Modells von ‚Schamkompetenz in der Pflege' **16**
Simon Kolbe 16

3 Gesellschaftspolitische Rahmenbedingungen **22**
Pflegebedürftigkeit 22
Fachkräfteengpass und betriebswirtschaftliche Ausrichtung von Einrichtungen 23
Technologisierung und Digitalisierung 25
‚Gute Arbeit' im Sektor Pflege 26

4 Alter **30**
Alter als soziale Konstruktion 30
Strukturierung des Alters 31

5 Scham **36**
Das Wort Scham 36
Grammatik der Scham 37

6 Scham in Ausbildung, Beratung und Arbeitswelt **47**
Abgrenzung Scham – Schuld 49
Auslöser von Scham 51
Empathische Scham und Fremdschämen 55
Schamlosigkeit und Schamverlust 57

7 Schamphänomene in der stationären Altenpflege – Forschungsergebnisse **60**
Überblick über Ansatz und Vorgehen 60
Begrenzheit der Forschungsergebnisse 68
Selbstreflexivität der Forschenden 70
Ergebnisse 71

8 Zentrale Auslöser für das Erleben von Scham **76**
Selbstabwertung 78
Interaktionell bedingte schamauslösende Momente 84
Organisational bedingte schamauslösende Aspekte 101

9 Reaktionsweisen auf Schamerleben **106**
Individuelle Reaktionsweisen 106
Interaktionelle Reaktionsformen 107
Kommunikationsstrategien 109
Organisationale Reaktionsweisen 113

10 Schamverlust und Schamlosigkeit **115**
Demenzielle Erkrankungen 115
Attribution und Sozialisation 115
Schamlosigkeit als „Maskierung" 116

11 Konstruktive Ansätze zum Umgang mit Scham im pflegerischen Kontext **118**
Undoing Shame 118
Permission Giving 120
Integrative Validation 122

12 Auswirkung der Erkenntnisse auf Pflegealltag, Supervision, Coaching und Fortbildung **124**

Schlusswort **126**

Abbildungsverzeichnis **128**

Literaturverzeichnis **129**

Autorin und Autor **136**

Online-Material und weiterführende Literatur unter www.lambertus.de/schamkompetenz

Vorwort

Ist es zeitgemäß, ein Fachbuch zum Thema ‚Scham' zu veröffentlichen? Besteht nicht vielmehr die Einschätzung, dass Scham zu empfinden überholt sei? In der Werbung sehen wir Männer und Frauen, die uns nahezu unbekleidet anlächeln. Sexszenen im TV-Programm sind nichts Ungewöhnliches. Und wenn man im Internet Stichworte wie ‚nackter Mann, nackte Frau' oder Ähnliches eingibt, bekommt man eine Vielzahl an Aufnahmen, die offensichtlich gesellschaftlich akzeptiert sind. In Talkshows inszenieren sich Menschen und zeigen keinerlei Hemmungen, über intime, persönliche Dinge zu sprechen. Die Zuschauer:innen können sich daran ‚vergnügen' oder ausschalten.

Wer sich allerdings ernsthaft mit dem Phänomen ‚Scham' befasst, erkennt, dass hinter dem Verhalten möglicherweise Abwehrhaltungen bestehen, um das unangenehme Schamgefühl nicht ertragen zu müssen. Denn Scham ist eine der schmerzhaftesten Emotionen. Sie ist eine Form der Angst, die dazu führen kann, dass die betroffene Person nicht mehr klar denken, geschweige denn sprechen kann. Scham ist eine in weiten Teilen der Gesellschaft tabuisierte Emotion. Häufig unbeachtet bleibt die positive Bedeutung von Schamempfindungen. Sie zeigen Grenzen persönlicher und gesellschaftlicher Wertvorstellungen auf und stehen in enger Verbindung mit dem Begriff der Würde.

Es besteht Einigkeit, dass das Phänomen Scham im Pflegealltag von besonderer Bedeutung ist (z. B. Bohn 2015; Gröning 1998; Immenschuh 2014, 2020; Marks 2016, 2017). Dies gilt für Bewohner:innen, für Pflegende und auch für Angehörige.

Obwohl sich die meisten Menschen darüber einig sind, dass Scham in der stationären Altenpflege ein wichtiges Thema ist, fällt es vielen schwer, ihre Schamempfindungen zuzulassen und erst recht, sich darüber mit anderen auszutauschen.

Anliegen dieser Publikation ist es, aufzuzeigen, wie wichtig und wertvoll die Auseinandersetzung mit dem Phänomen Scham ist, um ein berufliches Handeln zu entwickeln, das sich als ‚Scham-Kompetenz' beschreiben lässt.

Einleitung

Die Publikation basiert auf der Dissertation der Autorin zum Thema: „Scham – die vernachlässigte Emotion in der stationären Altenpflege" (2020). Es werden zentralen Erkenntnisse dieser Arbeit aufgegriffen und einer größeren Zielgruppe zugänglich gemacht.

Die Dissertation hatte zum Ziel, das Thema ‚Scham' in der stationären Altenpflege zu enttabuisieren und besprechbar zu machen. Es wurden individuelle, interaktionelle und organisationale schamauslösende Aspekte im Pflegealltag aus der Sicht von Bewohner:innen, Pflegekräften und Angehörigen identifiziert. Die Forschung konnte Antwort auf die Frage geben, wie die jeweiligen Zielgruppen mit Scham umgehen und welche Gemeinsamkeiten und Unterschiede es dabei gibt. Die Dissertation leistete damit einen wissenschaftlichen, praxeologisch ausgerichteten Beitrag zur Anerkennung von Schamgefühlen in der stationären Altenpflege. Es gelang, für alle Zielgruppen (Bewohner:innen, Pflegekräfte und Angehörige) sog. Hauptkategorien zu bilden, die Antwort darauf geben, was die jeweiligen Zielgruppen als schamauslösend empfinden und wie mit dem Erleben von Scham umgegangen wird. Aufgrund seiner Bedeutung im Pflegealltag wird dem Schamverlust ein eigener Abschnitt gewidmet.

Ein Ergebnis der Dissertation war die Konzeption eines Modells, das aufzeigt, wie Pflegekräften die Entwicklung von ‚Schamkompetenz' gelingen kann. Es geht darum, dass Mitarbeitende sich mit ihren Gefühlen im Pflegealltag auseinandersetzen. Schamgefühle entstehen aber nicht nur bei ihnen selbst, sondern vermutlich auch bei den Bewohner:innen und Angehörigen.

Nach den gängigen Kompetenzmodellen (s. Beitrag von Simon Kolbe, Kapitel 2, S. 16 ff.) ist Wissen eine bedeutsame Grundlage für den Kompetenzerwerb. Doch Wissen allein reicht nicht aus, um kompetent zu handeln. Vielmehr müssen personale und soziale Aspekte hinzukommen, um beruflich als kompetente Fachkraft wahrgenommen und geschätzt zu werden.

Kompetenzen kann man nicht vermitteln, sie müssen erworben werden. Dieser Prozess des Kompetenzerwerbs durch Erfahrung in der Praxis erfolgt durch das gesamte Berufsleben. Hier liegen auch die Grenzen eines Fachbuchs: Neben der Vermittlung von Wissen wird beschrieben, welche personalen und sozialen Ressourcen hilfreich *sein können,* damit es zu einem konstruktiven Umgang mit Schamgefühlen kommt. Denn genau das zeichnet professionelle Gefühlsarbeit aus. Ich stimme Immenschuh uneingeschränkt zu, wenn sie schreibt, dass es erforderlich ist, dass „Gefühlsarbeit eine zentrale Position im Professionsverständnis von Pflege" (Immenschuh 2020, S. 22) erhält. „Gefühle brauchen Platz, um gefühlt, reflektiert, verstanden und bewältigt zu werden" (ebd., S. 23). Unbestritten und ebenfalls nachgewiesen ist, dass dabei der Organisation, den Führungskräften und dem Team eine nicht unerhebliche Bedeutung zukommt.

Scham steht immer auch in Verbindung mit aktuellen Wertvorstellungen Einzelner oder in der Gesellschaft. Daher wird zunächst auf die Rahmenbedingungen eingegangen, unter denen Pflege heute stattfindet. Dazu gehört beispielsweise die Auseinandersetzung mit dem Bild von alten bzw. pflegebedürftigen Menschen in unserer Gesellschaft.

Scham ist ein Phänomen, das zu unserem Leben gehört und uns ein Leben lang begegnet, in unterschiedlichen Kontexten, Situationen, Formen und Ausprägungen.

So gesehen ist auch die Entwicklung einer ‚Schamkompetenz' ein Prozess, der nie abgeschlossen sein wird. Diese Publikation will dazu beitragen, die wertvollen Seiten der Scham aufzudecken, sie als bedeutsames Gefühl in der Interaktion zu würdigen und damit einen Beitrag zu einer würdevollen Pflege zu leisten.

1 Theoretische Grundlagen und Fragestellung

Grundlage der empirischen Forschung war eine Einzelfalluntersuchung in einer stationären Altenpflegeeinrichtung in Süddeutschland, bei der von folgenden Fragen ausgegangen wurde:

- Welche Auslöser von Schamerleben gibt es im Bereich der stationären Altenpflege bei Bewohner:innen, Mitarbeiter:innen und Angehörigen?
- Wie wird auf Schamaffekte individuell – interaktionistisch (zwischen den jeweiligen Zielgruppen) und organisational reagiert?
- Welche Gemeinsamkeiten und Unterschiede gibt es im Erleben und Verhalten bei der jeweiligen Zielgruppe?

Das Forschungsvorgehen, die Auswertung der Daten und die Kategorienbildung erfolgten nach der Methode der Reflexive Grounded Theory (Breuer 2019).[1]

Die Auswertung der Daten in den verschiedenen Kodierschritten ermöglichte die Entwicklung von drei Hauptkategorien, die Auskunft darüber geben, welche Aspekte von Bewohner:innen, Pflegekräften und Angehörigen als schamauslösend beschrieben werden, welche Auswirkungen sie haben und wie damit umgegangen wird.

Die Aussagen können weder als kausale Zuordnung im Sinne von ‚wenn – dann' interpretiert werden, noch sind sie hierarchisch (was führt mehr, was weniger zu Schamempfinden) zu verstehen. Das Entstehen von Schamgefühl ist individuell von der eigenen Lebensgeschichte (Schambiografie) abhängig sowie von Kontextbedingungen. Als Kind schämt man sich für andere Dinge als als Jugendliche:r oder als alter Mensch.

---

1 Beschreibung des Forschungsvorhabens und der Methode s. Online-Material zum Buch unter www.lambertus.de/schamkompetenz

Eine wissenschaftliche Beschäftigung mit dem Thema Scham und der Entwicklung von Schamkompetenz erfordert zunächst einen Blick auf den Begriff der Kompetenz, gesellschaftliche Kontextbedingungen sowie die Rahmenbedingungen stationärer Altenpflege.

Wie nachgewiesen werden kann, ist Alter eine soziale Konstruktion, die mit bestimmten Alter(n)sbildern einhergeht. Diese werden insbesondere unter der Perspektive der kritischen Gerontologie analysiert.

Vor dem Hintergrund der demografischen Veränderung und der Zunahme pflegebedürftiger Menschen in Einrichtungen der Altenhilfe kann die Bedeutung der Emotion Scham für Bewohner:innen, Pflegekräfte und Angehörige nicht hoch genug eingeschätzt werden. Trotz ihrer schwerwiegenden Auswirkung auf das individuelle Erleben und die Interaktion und Kommunikation erfährt sie im Alltag wenig Beachtung. Es ist erforderlich, Scham zu enttabuisieren und damit eine Auseinandersetzung zu ermöglichen, die für eine konstruktive Bearbeitung erforderlich ist.

Der demografische Wandel in unserer Gesellschaft geht einher mit einer wachsenden Zahl hochbetagter und pflegebedürftiger Menschen. Die Diskussion über ihre Versorgung prägt das politische Tagesgeschehen (z. B. ‚Ausbildungsoffensive Pflege', Bundesministerium für Gesundheit 2019) und füllt Nachrichten und Medien. Bambach (2011) beschreibt die demografische Entwicklung als einen gravierenden gesellschaftlichen Veränderungsprozess, der uns begleitet und zu einem der meistdiskutierten Themen unserer Zeit zählt. Trotz des Ausbaus ambulanter Pflege und Dienstleistungen ist eine stationäre Pflegeeinrichtung für viele Menschen am Ende des Lebens ihr letzter Lebensort.

Verschiedene Autor:innen (Gröning 1998; Koch-Straube 2003; Immenschuh/Marks 2014; Bohn 2015; Immenschuh 2020) weisen auf den Zusammenhang von Scham und Pflege hin. Koch-Straube (2003) konstatiert, dass das Verhältnis von Verlust und Scham im Pflegealltag oft übersehen werde und die Gefahr unreflektierten pflegerischen Handelns mit sich bringe. Immenschuh (2020) hält Scham für ein grundlegendes, die Pflege mehr oder weniger stetig begleitendes Phänomen.

Zum Forschungsprojekt „Scham, die vernachlässigte Emotion in der stationären Altenpflege" – gibt es keine annähernde Vergleichsstudie. Vielmehr greifen eine Reihe von Autor:innen (z. B. Bohn, Gröning, Marks,

Immenschuh) jeweils einzelne Aspekte auf. Die dieser Publikation zugrunde liegende Untersuchung hatte jedoch hat den Anspruch, schamauslösende Situationen und ihre Auswirkungen in der Lebenswelt stationäre Altenpflege aus der Perspektive der Bewohner:innen, der Angehörigen und der Pflegekräfte zu identifizieren. Sie will Unterschiede und Gemeinsamkeiten aufzeigen und damit zu einem besseren Verständnis der jeweils anderen Zielgruppe beitragen.

Auch wenn die Erkenntnisse im Kontext stationärer Altenpflege erhoben wurden, kann davon ausgegangen werden, dass eine Übertragung in ambulante Bereiche oder klinische Settings durchaus möglich ist, ebenso wie in andere Bereiche, in denen professionelle Carearbeit mit erwachsenen Menschen geleistet wird, wie z.B. in der Arbeit mit Menschen mit Behinderung.

Immer wieder (z.B. Gröning 1998; Immenschuh/Marks 2014; Bohn 2015) werden Supervision und Coaching als Beratungsformate zitiert, um Schamphänomene im pflegerischen Alltag zu enttabuisieren. Die professionelle Reflexion kann zu einem konstruktiven Umgang führen, der sich positiv auf den Pflegealltag auswirkt. Dies gelingt jedoch nur, wenn Supervisor:innen und Coaches selbst über Schamkompetenz verfügen.

Das auf dem Hintergrund der Forschungsergebnisse entwickelte Modell zeigt die erforderlichen Aspekte, damit Mitarbeitende im Pflegealltag ‚Schamkompetenz' erlangen können. Das folgende Schaubild gibt hierzu einen ersten Überblick:

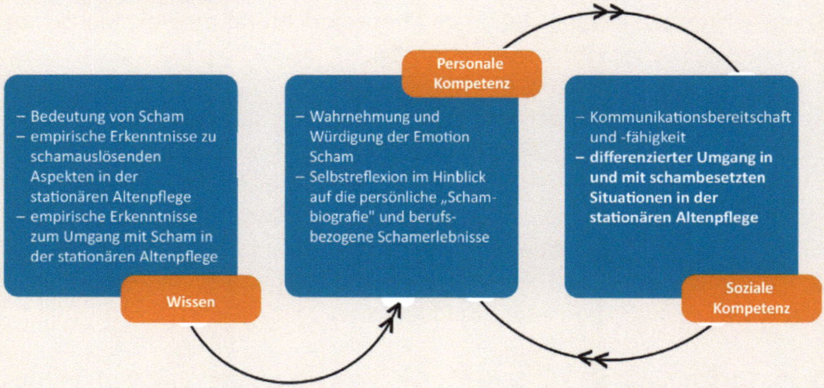

Abbildung 1: Eigene Darstellung

Als wissenschaftlich fundiertes Modell kann es in Ausbildungs-Curricula, Fort- und Weiterbildungen aufgegriffen und umgesetzt werden.

2 Kompetenzen und Kompetenzmodelle als Grundlage eines Modells von ‚Schamkompetenz in der Pflege'

Simon Kolbe

Der Kompetenzbegriff und der Diskurs über spezifische Kompetenzen, die Menschen im Laufe ihres Lebens erwerben oder zur Erfüllung bestimmter beruflicher Ansprüche benötigen, wird national und international vielschichtig beleuchtet.

Der Begriff kommt aus dem Lateinischen (*competentia* = Eignung). Die heutige Bedeutung übersteigt jedoch den Begriff der Eignung bei Weitem. Kompetenzen werden allgemein als personale Fähigkeiten, Fertigkeiten und Wissensressourcen verstanden, die Handlungsoptionen und Lösungsstrategien im Blick auf bestimmte Sachlagen anbieten. Dabei besteht ein komplexes Gefüge zwischen Person und Umwelt (Weimert 2001; Gnahs 2007; Baumert et al. 2013; Frank/Iller 2013; North et al. 2018a).

Mitunter werden Kompetenzen auch als Potenziale beschrieben, die in spezifischen Situationen bestimmte Verhaltensweisen und Handlungen bei Menschen hervorrufen (Lang 2009; North et al. 2018a).

In der Erwachsenenbildung hingegen wird häufig zwischen personalen, sozialen, fachlichen und methodologischen Kompetenzen unterschieden (Gnahs 2007).

Unterschieden wird zwischen einem eher pädagogisch ausgerichteten Verständnis von Kompetenz und einer *kognitiven Dimension* (u. a. Faktenwissen, Sachbezogenheit, Problemeinsicht, objektive Urteile), einer

Wertdimension (u.a. vorhandene Werte als Richtlinien des Handelns) und einer *Handlungsdimension* (u.a. Fähigkeiten der Planung von Problemsituationen, Umsetzung von Lösungen, Ausführung). Kompetenz meint hier eine Befähigung für das Umsetzen von Handlungen und Treffen von Entscheidungen (Hallmann 2020).

Auch North et al. (2018b) beschreiben Kompetenzen als Fähigkeiten, Potenziale und Fertigkeiten, die dabei hilfreich sind, Anforderungen, mit denen einzelne oder mehrere Personen konfrontiert werden, gerecht zu werden und in bestimmten Situationen selbstbestimmt und adäquat handeln zu können. Kompetenzen sind erlernbar. Sie basieren auf dem Wissen einer Person und sind von kognitiven und praktischen Potenzialen abhängig. Aber auch soziale Bedingungen, Haltungen, Gefühle und Wertvorstellungen beeinflussen den Kompetenzerwerb ebenso sowie persönliche Motive.

Legt man die Definition von Meyer et al. (2009) zugrunde, so kann Schamkompetenz als eine Kategorie der ‚sozial-emotionalen Kompetenz' zugeordnet werden.
„Sozial-emotionale Kompetenz ist ein übergeordneter Begriff, der aus den eng miteinander verwobenen Konstrukten der sozialen und emotionalen Kompetenz besteht. Soziale Kompetenz beschreibt das Vermögen, in zwischenmenschlichen Situationen kompetent agieren zu können" (Meyer et al. 2009, S. 234–235).

Darunter fallen auch Begriffe wie Empathie, Sympathie und Erkenntniskompetenz für Emotionen anderer. Empathie definiert sich als Verständnis, Perspektivität und Reaktion auf Emotionalität anderer (Eisenberg et al. 2003). Mit diesen Elementen geht prosoziales Verhalten einher, also Hilfestellungen, Teilhabe, das Spenden von Trost und Kooperation bei Problemlagen (Bierhoff 1997).

In der (beruflichen) Erwachsenenbildung wird häufig auf das Kompetenzmodell von Erpenbeck (2007) zurückgegriffen. Es eignet sich, um die professionsbezogene Schamkompetenz aufzuzeigen.

Wissen

Für die Entwicklung von Schamkompetenz ist es zunächst erforderlich, dass Pflegekräfte ihr Wissen über Scham erweitern oder vertiefen.

Grundlage der *Wissensvermittlung* sind Konzepte, die es ermöglichen, theoretische und berufsfeldnahe Erkenntnisse über Scham zu gewinnen (z.B. Wurmser 1998; Immenschuh/Marks 2014; Marks 2016).

Die vorliegenden empirischen Ergebnisse ermöglichen es, auf der Basis wissenschaftlicher Ergebnisse schamauslösende Aspekte differenziert (Selbstabwertung, interaktionelle und organisationale Auslöser) darzustellen, ebenso wie mögliche Reaktionsweisen. Es liegen Aussagen über die Bedeutung von Abwehrmechanismen im Berufsfeld ‚stationäre Altenpflege' vor, die ebenfalls als *hilfreiches Wissen* zugrunde gelegt werden können.

Besondere Aufmerksamkeit verdienen Erkenntnisse, die im Bereich stationärer Altenpflege zu *Schamverlust* führen können.

Personale Kompetenzen

Im Hinblick auf die Entwicklung von Schamkompetenz bedeutet dies die Bereitschaft, sich seiner persönlichen Wertvorstellungen bewusst zu werden, sich (selbst-)reflexiv damit auseinanderzusetzen und die individuelle, persönliche Schambiografie und ihre Wirkung im beruflichen Handeln anzuerkennen. Dies erfordert wiederum von den Interaktionspartner:innen der Pflegekräfte (z.B. Praxisanleiter:innen, Führungskräfte, Supervisor:innen) ebenfalls einen selbstreflexiven Umgang mit schambesetzten Themen. Für den beruflichen Alltag der Pflegekräfte trägt eine hohe Sensibilität für möglicherweise schamauslösende Situationen und ein professioneller Umgang damit zum beruflichen Habitus bei. Professionalität meint dabei keinesfalls, Scham zu ignorieren, die eigenen Emotionen zu verdrängen. Vielmehr gilt es, Gefühle selbstreflexiv wahrzunehmen, die als eigene Leistung gewürdigt werden, damit Scham ihre konstruktive Wirkung entfalten kann.

Aktivitäts- und umsetzungsbezogene Kompetenzen

Auf der Grundlage von Wissen und der Akzeptanz von Gefühlen als integraler Bestandteil beruflichen Handelns in der Pflege werden Emotionen in der Interaktion mit Bewohner:innen, mit Angehörigen und im Team anerkannt, ebenso wie beispielsweise Kompetenzen im Bereich der Wundversorgung, der aktivierenden Pflege etc.

Fachlich-methodische Kompetenzen

Das Vorkommen schambesetzter Situationen und Erlebnisse in der Pflege (bei Bewohner:innen und Angehörigen, bei sich selbst und bei Kolleg:innen) wird als unvermeidbar akzeptiert und gewürdigt. Im pflegerischen Handeln führt dieses Bewusstsein zu einem sensiblen Verhalten in möglicherweise schamauslösenden Situationen. Eigene Verhaltensweisen und die anderer werden als mögliche Reaktion auf Schamerfahrungen bewertet. Dies führt zu einem größeren Verständnis und trägt zu einer wertschätzenden, professionellen Interaktion bei.

Sozial-kommunikative Kompetenzen

Es gelingt, Schamerfahrungen zu enttabuisieren und sich darüber konstruktiv mit Kolleg:innen, in (ethischen) Fallbesprechungen, in Supervisions- und Coachingprozessen o.Ä. auszutauschen. Dieser Austausch trägt zu einem reflexiven Umgang mit der Thematik mit Bewohner:innen, ihren Angehörigen, im Team und in der Organisation bei. Pflegekräfte zeigen eine fachliche Kompetenz in der Wahrnehmung von Schamgefühlen bei sich selbst, bei den Bewohner:innen, insbesondere in der pflegerischen Interaktion. Diese Fähigkeit bezieht sich uneingeschränkt auch auf den Umgang mit Bewohner:innen, die an Demenz erkrankt sind und/oder auf jene Pflegebedürftigen, die ihre Wünsche und Bedürfnisse nicht (mehr) verbalisieren können.

Die Bedeutung der *Intersubjektivität von Scham, die Wahrnehmung eigener Emotionen* in der konkreten beruflichen Situation und dabei handlungsfähig zu bleiben, kann als ein Aspekt von Schamkompetenz verstanden werden. Hilfreich im Umgang mit Scham ist es, wenn die damit verbundenen Emotionen enttabuisiert und besprochen werden können. Zu einem konstruktiven Umgang gehört an dieser Stelle auch, sich von den eigenen Gefühlen und denen anderer (z.B. Kolleg:innen, Bewohner:innen) berühren zu lassen.

Die Wahrnehmung eigener schambesetzter Emotionen bringt auch das Erfordernis mit, sich neben der indviduellen Ebene auch mit organsiationalen und gesellschaftlichen Aspekten auseinanderzusetzen und sich für die Rechte von Arbeitnehmer:innen einzusetzen bzw. Verbesserungen der Arbeitsbedingungen einzufordern.

Aus organisationaler Sicht kann es sinnvoll sein, *konzeptionelle Veränderungen* auch unter dem Aspekt ‚Scham' bzw. ‚Würde' zu analysieren.

Auswirkungen und praktische Handlungsrelevanz

Schamkompetenz baut im o. g. Sinn auf einem Verständnis auf, das einerseits möglichst umfassend ist, aber dennoch präzise genug, um Grundlage für eine berufsbezogene Ausrichtung zu sein.

Es geht also um die erlernbare Fähigkeit, situationsadäquat zu handeln und unter Einsatz persönlicher Ressourcen anspruchsvolle und komplexe Situationen, Handlungen und Aufgaben erfolgreich zu bewältigen.
Messbar und erlebbar ist nicht die Kompetenz selbst, sondern das Ergebnis kompetenten Handelns (North et al. 2013).

Erfolgreiche Kompetenzentwicklung setzt Eigenverantwortung und Selbstorganisation voraus, ebenso wie Lernen in realen Herausforderungssituationen und die Anwendung und Bewährung in der eigenen Lebenswelt (Erpenbeck 2016).

Kompetenzen können erst manifest werden, wenn Wissen in Handlungen umgesetzt wird. Oder wie Erpenbeck es formuliert: „Es gibt keine Kompetenz ohne Wissen" (Erpenbeck/Sauter 2016, S. 6). Dieses Wissen kann eine hilfreiche Grundlage für den Erwerb personaler und sozialer Kompetenzen sein.

Auf dieses Erfordernis verweisen bereits andere Autor:innen: Grönings (1998) Anliegen ist es, einen Beitrag zu einem verstehenden Ansatz für Gefühle in der Pflege zu entwickeln. Sie interessieren Reaktionsweisen auf Angst und Scham, die sich häufig in Abwehrreaktionen wie Aggression, Verzweiflung und Apathie zeigen. Es geht um die innere Realität der Pflegekräfte und um das Verstehen der mit der Pflege verbundenen Tabus aus psychoanalytischer und soziologischer Sicht.

Bohn (2015) fordert Pflegekräfte auf, regelmäßig ihre Sensibilität zu erneuern und den „schamkompetenten Blick" (Bohn 2015, S. 99) zu schärfen. „Schamkompetentes Handeln" (Bohn 2015, S. 99) bezieht sie nicht nur auf Bewohner:innen und Patient:innen, sondern auch auf den Umgang innerhalb eines Teams oder zwischen Pflegekräften und Angehörigen. Unter schamkompetentem Handeln versteht sie insbesondere, die Gefühle der pflegebedürftigen Menschen nicht aus den Augen zu verlieren (Bohn 2015, S. 103).

Immenschuh und Marks (2014) verweisen darauf, dass Pflegende Scham weder sich selbst, noch den pflegebedürftigen Menschen ersparen können. Aber sie könnten vermeidbare Scham verhindern. Hierzu müsse gelernt werden, auf Schamgefühle adäquat zu reagieren, damit Scham als Ressource deutlich werden kann. Auszubildende müssten in eine Pflegekultur aufgenommen werden, in der die enorme Gefühlsarbeit, die die Pflegetätigkeit mit sich bringt, reflektiert und besprochen werden kann. Professionelle Formen der Reflexion wie z. B. Supervision unterstützen diesen Prozess (Immenschuh/Marks 2014; Immenschuh 2020).

3 Gesellschaftspolitische Rahmenbedingungen

Pflegebedürftigkeit

In unserer Gesellschaft wächst der Anteil hochbetagter Menschen kontinuierlich an. Grundsätzlich nehmen die Lebensjahre, in denen Menschen gesund sind, in ganz Europa zu. Gründe hierfür sind beispielsweise Fortschritte in der medizinischen Versorgung, der Ernährung, verbesserte Arbeitsbedingungen und gestiegener Wohlstand (Pflegestatistik 2015).

Pflegebedürftigkeit zeigt sich in Deutschland erst bei Hochbetagten. So war 2013 lediglich jede:r Zehnte zwischen 75 und 79 Jahren pflegebedürftig, zwischen 80 und 85 Jahren bereits jede:r Fünfte und ab 90 Jahren steigt der Anteil auf rund zwei Drittel. Neben der absoluten Zahl der Hochaltrigen entscheidet deren Gesundheitszustand, wie viele von ihnen in welchem Alter pflegebedürftig werden. Aktuelle Zahlen (2022) belegen diese Entwicklung: Die Pflegequote steigt von rund 11 % in der Altersgruppe der über 75-Jährigen auf rund 71 % bei den über 90-Jährigen. Um das Jahr 2060 erwarten Expert:innen einen Anstieg auf deutschlandweit rund 4,53 Mio. pflegebedürftige Menschen (Statista 2022). Bleiben Menschen in einem hohem Alter weitgehend gesund, so steigt die Zahl der Pflegebedürftigen nicht im gleichen Maße wie die Zahl der Hochaltrigen wächst (Nowossadeck et al. 2016).

Mit der Pflegebedürftigkeit ist auch die Frage nach dem stationären Versorgungsbedarf verbunden. Berechnungen belegen, dass dieser mit zunehmendem Lebensalter steigt (Statistisches Bundesamt 2017).

Aufgrund veränderter familiärer Strukturen und Lebensgewohnheiten können hochaltrige Menschen heute häufig nicht mehr von der nächsten Generation in der eigenen Familie gepflegt werden.

Ursachen sind die zunehmende Kinder- und Enkellosigkeit, veränderte Familienstrukturen, größere Wohnentfernungen zwischen Generationen und steigende Erwerbsquoten von Frauen im mittleren und hohen Alter. Dudel (2015; zit. in Nowossadeck et al. 2016) geht davon aus, dass langfristig mit einer Abnahme des familiären Pflegepotenzials von 30 bis 40 % zu rechnen ist. Ein höheres Pflegerisiko ist damit auch in den veränderten familialen Versorgungsstrukturen begründet.

Als eine Auswirkung steigt in unserer Gesellschaft der Bedarf an professioneller Pflege durch institutionelle Anbieter (Nowossadek et al. 2016). Außerdem wird die Frage der Verfügbarkeit informeller Unterstützung außerhalb des familiären Umfelds z. B. durch Nachbarschaft oder Vereine, die sich um Senior:innen kümmern, an Bedeutung gewinnen (Aner/Kricheldorff 2018).

Fachkräfteengpass und betriebswirtschaftliche Ausrichtung von Einrichtungen

Das Thema ‚Fachkräfteengpass' zeigt sich aktuell in allen Branchen. In der Sozialwirtschaft führt es dazu, dass Einrichtungen ihre Dienste nicht mehr abdecken können und Bereiche oder Abteilungen schließen.

Grundsätzlich geht mit der steigenden Zahl pflegebedürftiger Menschen ein zunehmender Personalbedarf in der Altenpflege einher. Der gleichzeitige Rückgang von Erwerbstätigen wird weiterhin zu einem sinkenden Arbeitskräfteangebot für Beschäftigte in der Pflege führen. Es entstehen Versorgungslücken, die regional unterschiedlich ausfallen. Prognostisch steigt der Bedarf an Fachkräften bis zum Jahr 2030 kontinuierlich an (Rothgang 2012; Augurzky et al. 2015).

Das Institut der deutschen Wirtschaft (Köln) berechnete im Jahr 2022, dass in Deutschland in der stationären Versorgung bis zum Jahr 2035 rund 307.000 Pflegekräfte fehlen. Die Versorgungslücke im Pflegebereich insgesamt könnte sich bis zu diesem Jahr auf insgesamt knapp 500.000 Fachkräfte vergrößern. Die Ursachen sind vielfältig, wie z. B. neue Personalbemessungen, Ausbau der Leistungen im Bereich Pflege, Anteil Teilzeitbeschäftigter, Verweildauer im Beruf). Im Jahresdurchschnitt 2020/2021 fehlten nach Angaben des Bundesministeriums für Wirtschaft und Energie über 17.000 Fachkräfte in der Altenpflege (Seyda et al. 2021).

Erschwerend kommt hinzu, dass die Personalgewinnung nur räumlich begrenzt möglich ist. In einer Studie gaben 91 % der befragten Leitungskräfte an, dass die Mitarbeitenden in einem Umkreis von bis zu 20 Kilometern von der Einrichtung entfernt wohnen, wobei mehr als die Hälfte (55 %) im Umkreis von 10 Kilometern wohnt. Auch die Auszubildenden in der Altenpflege leben überwiegend in der direkten Nähe (86 % im Umkreis von bis zu 20 Kilometern). 70 % der Leitungen geben an, dass der maximale Rekrutierungsraum bei bis zu 30 Kilometern liegt. Darüber hinaus kann kaum oder gar kein Personal gewonnen werden (Isfort et al. 2018, S. 2).

Der ‚Pflegemarkt' hat sich zu einem bedeutenden wirtschaftlichen Sektor entwickelt. Der Dienstleistungssektor (‚tertiäre Sektor') hat in der Arbeitswelt die höchsten Zuwachsraten zu verzeichnen (Junghanns/Morschhäuser 2013).

Träger von Pflegeeinrichtungen müssen inzwischen unter Bedingungen eines verschärften Wettbewerbs agieren. In vielen Bereichen sind privatgewerbliche Anbieter den Einrichtungen der Freien Wohlfahrtspflege gleichgestellt und gegeneinander in einen Wettbewerb gebracht. Dabei besteht dieser Wettbewerb ebenso zwischen den Wohlfahrtsverbänden bzw. sogar zwischen Einrichtungen derselben Wohlfahrtsverbände.

Und eine weitere Entwicklung ergab sich aus der veränderten wirtschaftlichen Perspektive: Aus Klient:innen wurden im Laufe der Zeit zunehmend Kund:innen, Pflege ein messbares Produkt. Als Kund:innen sind pflegebedürftige, alte Menschen angehalten, aus konkurrierenden Angeboten auszuwählen und deren Dienste – mit der ihnen sozialstaatlich ermöglichten Kaufkraft – einzukaufen (Möhring-Hesse 2015).

Die beschriebene Rolle als Nutzer:in bzw. Kund:in hat auch Einfluss auf die Haltung nach dem Vertragsschluss. Sie zeigt sich gegenüber den Einrichtungen, mehr noch jedoch gegenüber den dort Beschäftigten. Die Ansprüche werden nicht als Bürger:innen gegenüber „ihrem" Sozialstaat mit entsprechenden Rechten formuliert, vielmehr die Ansprüche aus ihrer Kaufkraft begründet. Durch die Kundenorientierung sollte die Position der Klient:innen in der Zusammenarbeit mit den Professionellen gestärkt werden. Diese Ausrichtung kann aber auch problematisch werden, wenn die Klient:innen/Kund:innen in der Folge den Konsum der von ihnen ‚eingekauften' Dienstleistungen einfordern (Möhring-Hesse 2015).

Kranich (2011) sah bereits vor 10 Jahren in der Ausrichtung des Sektors Altenpflege auf Marktorientierung, Effektivitätssteigerung oder Gewinnmaximierung die Gefahr, dass zu wenig Raum für Subjektivität von Bewohner:innen und Mitarbeitenden bleibt. Rohr (2000 zit. in Kranich 2011) spricht von einem Trend zur emotionalen Entleerung des Sozialen in modernen Dienstleistungsunternehmen. Mit der Übertragung betriebswirtschaftlicher Prinzipien auf die Altenpflege einher geht die Forderung nach „Versachlichung" und damit verbunden die Entwicklung einer bestimmten Gefühlskultur. Diese ist dadurch gekennzeichnet, dass sich Organisations- und Professionsverständnisse entwickeln, die davon ausgehen, dass Gefühle weder zur Profession noch zur Organisation gehören. Gröning (1998 zit. in Kranich 2011) erachtet jedoch Gefühle – insbesondere Scham- und Schuldgefühle – als grundlegende Elemente sozialer Dienstleistungen.

Im Zusammenhang mit einer Studie über Würde und Autonomie in der geriatrischen Langzeitpflege stellt Pfabigan (2010) die Frage, ob das gegenwärtige Marktmodell nicht zu kurz greift. Es abstrahiere, womit stationäre und ambulante Altenpflege eigentlich konfrontiert ist, nämlich mit Gebrechlichkeit, Abhängigkeit, Leid und der Allgegenwart des Todes.

Technologisierung und Digitalisierung

Die Technologisierung der Pflegearbeit ist nicht nur in Deutschland, sondern auch im internationalen Maßstab bereits in vollem Gange (Hielscher 2014).

Die Diskussion ist über Jahrzehnte hinweg zwischen den klassischen Polen der „Technikoptimist:innen" und der „Technikpessimist:innen" geführt worden. Während die technikoptimistische Position Technik als sozial, kulturell und moralisch neutrales Instrument sieht, das sowohl zum Wohle der Patient:innen wie auch als Chance zur Professionalisierung der Pflege führt, vertritt die technikpessimistische Position die kritische Haltung, dass pflegerische Tätigkeiten durch technische Gerätschaften übernommen bzw. durch diese dominiert werden könnten.

Die Ergebnisse des Pflegethermometers 2018 legen Daten zur Verbreitung sowie zur Einschätzung von neuen Technologien und digitalisierten Produkten in Einrichtungen der stationären Langzeitpflege vor. Sie weisen nach, dass die Entwicklung von Informations- und Kommunikations-Technologien (IKT) in die konkrete Versorgung und Arbeitswelt der Pflegeeinrichtungen nur in Ansätzen und Einzelfällen Eingang gefunden haben. Isfort et al. (2018) zieht die Schlussfolgerung, dass weitere technologische Innovationen im pflegerischen Bereich zukünftig nur dann stärker zur Anwendung kommen, wenn die Bedarfs- und Bedürfnislagen sowie Kompetenzen und Erfahrungen von Bewohner:innen und Mitarbeitenden stärker berücksichtigt werden. Ebenso müssten die begrenzten organisatorischen und finanziellen Möglichkeiten der Einrichtungen beachtet werden. Die Unterstützung einer zukunftsfähigen Technisierung und Digitalisierung in der Pflege kann Anreize für Entwicklung, Implementierung und Nachhaltigkeit schaffen und damit zur Entlastung des Personals beitragen (Isfort et al. 2018, S. 101–102).

‚Gute Arbeit' im Sektor Pflege

Ethische Wertvorstellungen prägen von jeher berufliche Tätigkeiten im Sektor Pflege. Sie unterliegen, wie alle normativen Prägungen, einem gesellschaftlichen Wandel. Wie an anderer Stelle weiter ausgeführt (S. 51), entstehen Schamgefühle immer dann, wenn persönliche Grenzen berührt oder überschritten werden. Was bedeutet also ‚gute Arbeit in der Pflege'?

‚Gute Arbeit' (decent work) bedeutet aus der Sicht von Arbeitnehmer:innen, ein festes, verlässliches Einkommen zu erhalten, unbefristet beschäftigt zu sein, fachliche und kreative Fähigkeiten in die Arbeit einbringen und entwickeln zu können, Anerkennung zu bekommen und soziale Beziehungen zu entwickeln. Positiv wird Arbeit dann bewertet, wenn ausreichend Ressourcen vorhanden sind, die sich z. B. in Entwicklungs-, Qualifizierungs- und Einflussmöglichkeiten zeigen. Weitere wichtige Faktoren sind ein gutes soziales Klima zu Vorgesetzten und Kolleg:innen sowie das Gefühl, das Anforderungsniveau als nicht zu stark belastend zu empfinden (Fuchs/Bielenski 2006).

2012 nahm der Deutsche Gewerkschaftsbund (DGB) eine Sonderauswertung der Repräsentativumfrage zum „DGB-Index Gute Arbeit" (DGB 2012) für die Pflegeberufe vor. Mit Hilfe von 11 Kriterien wurde untersucht, wie Beschäftigte in Pflegeberufen ihre Arbeitsqualität erleben.

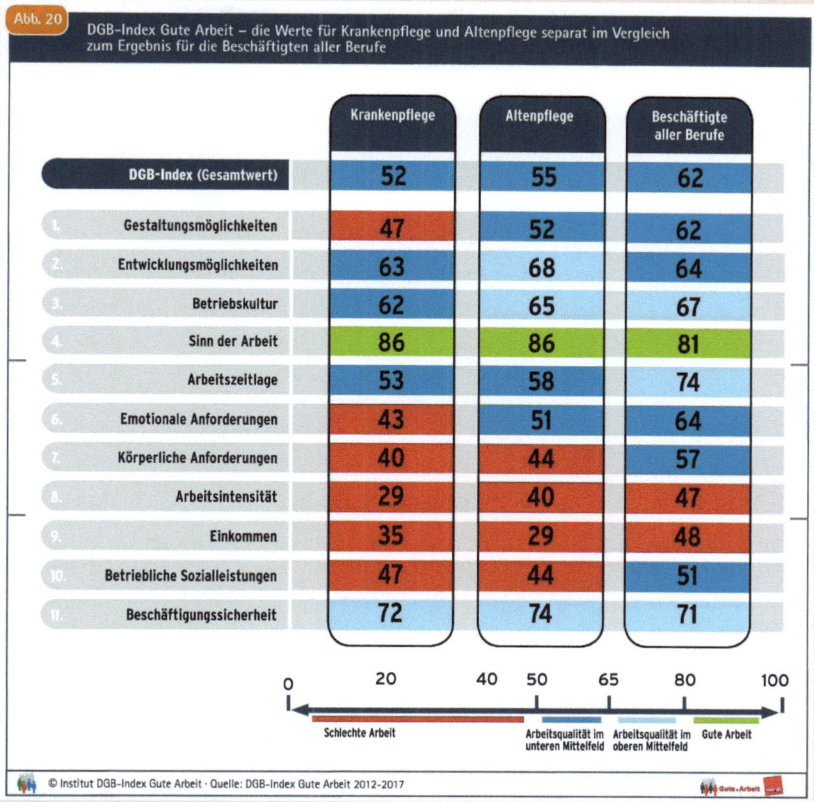

Abbildung 2: DGB 2012, DGB-Index: 11 Kriterien der Arbeitsqualität

Viele der Beschäftigten in den Pflegeberufen bewerteten ihre Bedingungen nah an der Grenze zu ‚schlechter Arbeit'.

Das bedeutsamste Ergebnis ist die erlebte Diskrepanz zwischen der Sinnhaftigkeit des Berufs und den Rahmenbedingungen der Tätigkeit. Pflegekräfte messen dem Sinn ihrer Arbeit eine sehr hohe Bedeutung zu und sind davon überzeugt, dass sie damit einen wichtigen gesellschaftlichen Beitrag leisten. Fast alle (92 %) identifizieren sich stark mit ihrer Arbeit. Problematisch erleben sie jedoch die Bedingungen, unter denen sie erbracht wird. 40 % beschreiben sie als schlecht, nur 3 % als gut.

Dies zeigt sich u.a. darin, dass 84 % des befragten Pflegepersonals das Gefühl hat, bei der Arbeit oft oder häufig zu hetzen. 87 % gelangen zu der Einschätzung, dass sie seit Jahren immer mehr in der gleichen Zeit machen müssen. Darunter leidet auch die Pflegequalität: Knapp die Hälfte der Beschäftigten (47 %) berichten, dass sie ein so hohes Arbeitspensum zu bewältigen hätten, dass sie bei der Ausführung sehr häufig oder oft Abstriche machen müssen.

79 % empfinden ihren Lohn als nicht angemessen, 39 % sehen sich unter Bedingungen tätig, die sie veranlassen, an mehr als zehn Tagen pro Jahr krank zur Arbeit zu gehen. Nur 20 % glauben, dass sie unter diesen Bedingungen bis zur Rente arbeiten können.

Aus Sicht der Beschäftigten würden drei Ansätze Abhilfe schaffen: mehr Personal, mehr Zeit für einzelne Arbeitsvorgänge und mehr Einflussmöglichkeiten im Hinblick auf Arbeitsabläufe und Arbeitspensum (Verdi 2023).

Die Entwicklungen bestätigten sich im Pflegethermometer 2018. Eine bundesweite Befragung ergab eine steigende Belastungen für die Mitarbeitenden. Dies zeigt sich in einer Erhöhung der Krankheitsdauer (43 %), der Erhöhung der Krankheitstage (41 %) und Krankheitsschwere (31 %) sowie der Steigerung der Überstunden (28 %). Als betriebliche Gesundheitsrisiken werden Erkrankungen des Muskel- und Skelettbereichs (78 %), psychische Belastungen (71 %) sowie Gewalt gegenüber Pflegenden (42 %) benannt (Isfort et al. 2018, S. 2–3).

Eine erneute Erhebung im Jahr 2022 belegt, dass von einer Verbesserung der Situation bislang nicht die Rede sein kann. Bei allen betrachteten Merkmalen (Zeitdruck, körperliche Belastung, Arbeitsverdichtung u.a.) weisen die Beschäftigten in der Alten- und Krankenpflege weiterhin eine überdurchschnittlich hohe Belastung auf.

Während der Corona-Pandemie hat die Arbeitsverdichtung noch einmal deutlich zugenommen (Institut DGB-Index Gute Arbeit 2023).

Untersuchungen und Berichte zeigen, dass Altenpflegekräfte im Hinblick auf Arbeitsbedingungen, Entlohnung, Arbeitszeit und Krankenstand nicht nur deutlich schlechtere Rahmenbedingungen aufweisen als viele andere Berufsgruppen, sondern auch bezüglich ihrer psychophysischen

Gesundheit signifikant schlechter abschneiden (Goesmann/Nölle 2009 zit. in Bornheim-Gallmeister 2013).

Immenschuh (2018) bezieht sich auf eine Studie, die die FH Münster durchführte. In drei empirischen Untersuchungen wurden „Jobwahlverhalten, Motivation und Arbeitsplatzzufriedenheit von Pflegepersonal und Auszubildenden in Pflegeberufen" (Buxel 2011) beforscht. Über zwei Drittel der befragten Altenpflegekräfte bemängelten, dass sie zur Erledigung der Aufgaben und für die Zuwendung zu den Patient:innen nicht ausreichend Zeit haben. Die anfallenden Arbeiten sind kaum in der dafür vorgesehenen Zeit zu schaffen. Diese Zahl ist umso bedeutsamer, da 94 % angeben, dass für sie der Kontakt zu den pflegebedürftigen Menschen das wichtigste Kriterium für ihre Arbeitsplatzzufriedenheit darstellt, die spezielle Situation und die Anforderungen, die durch die Corona-Pandemie ausgelöst wurden, nicht berücksichtigt.

4 Alter

Alter als soziale Konstruktion

Scham ist das Ergebnis komplexer kognitiver Aktivitäten. Sie entsteht, wenn ein Mensch sein Verhalten anhand eigener Normen als Versagen bewertet und darauf mit Selbstabwertung reagiert (Birkemeyer 2012). Scham hat also mit den Erwartungen, Normen und Werten einer Familie und Gesellschaft zu tun. „Wofür Menschen sich schämen und wie sie damit umgehen, ist für Frauen und Männer verschieden und verändert sich mit Lebensalter und mit der jeweiligen persönlichen Geschichte" (Marks 2017, S. 31).

Da Scham häufig im Zusammenhang mit der Verletzung gesellschaftlicher Normen auftritt, erfüllt die Gesellschaft, auch ohne aktives Handeln, eine wichtige Funktion, wenn es um das Entstehen von Schamgefühlen geht (Haas 2013, S. 59).

Es ist daher sinnvoll, sich mit den gesellschaftlichen Wertvorstellungen über das Alter zu befassen. Die Ausführungen erheben keinen Anspruch auf Vollständigkeit. Sie sollen vielmehr einige grundlegende Aspekte aufgreifen, die im Zusammenhang mit Schamempfindungen bedeutsam sind.

Das Alter strukturiert unser tägliches Leben wie auch unsere biografischen Perspektiven. Es eröffnet und begrenzt Handlungsspielräume und weist einen Platz in der Gesellschaft an. In welchem Alter werden wir eingeschult? Wann geht man in Rente? Wann ist man volljährig? Das Alter scheint nur auf den ersten Blick eine ganz natürliche Gegebenheit zu sein. Vielmehr ist es als eine soziale Konstruktion zu betrachten. Zu anderen Zeitpunkten (Beispiel Volljährigkeit) und in anderen Gesellschaften existieren vollkommen andere Altersnormen oder Altersgrenzen.

‚Das Alter' ist im 20. Jahrhundert zu einer Lebensphase geworden, die mehrere Jahrzehnte umfassen kann und von einer größeren Zahl an Menschen bei vergleichsweise guter Gesundheit und vielfältig gestaltet erlebt wird. Im Unterschied dazu war die Lebensphase ‚Alter' früher kürzer, nur wenigen Menschen vorbehalten und wurde im Wesentlichen als ‚Lebensrest' verstanden. Dies zeigt auch der Begriff ‚Lebensabend'.

Sowohl die gesellschaftliche Neubestimmung als auch die wissenschaftliche Beschäftigung sind heute von positiven bzw. negativen Szenarien gekennzeichnet. Einerseits prägen positive Zuschreibungen wie produktives Alter, erfolgreiches Alter, aktives und kompetentes Alter (‚best ager') die Diskussion, andererseits sind negative Altersstereotypien (langsam, gebrechlich, altmodisch) und diskriminierende Praktiken vielfach belegt (van Dyk 2015).

Alter(n) zeichnet sich durch einen komplexen Doppelcharakter von Altsein und Älterwerden aus, ist also lebenslanger Prozess und Zustand zugleich. Die Bezeichnung ‚Alter' ist zum Synonym für das höhere Lebensalter geworden, ohne dass damit eine Aussage darüber getroffen wäre, wann diese Lebensphase genau beginnt. Van Dyk (2015) beschreibt Polaritäten, die den Altersdiskurs prägen: Alterslob versus Altersklage, Optimismus versus Niedergangsszenarien.

Strukturierung des Alters

Im Allgemeinen wird zwischen biologischem, chronologischem, sozialem und psychischem Alter unterschieden.

Unter *biologischem Alter* versteht man das Entwicklungsstadium des Organismus. Biologisches Altern meint den nicht umkehrbaren physiologischen Vorgang, der mit dem Tod endet.

Das *chronologische (kalendarische) Alter* hingegen bezeichnet das kalendarische Alter nach Jahren, unabhängig vom Zustand des Organismus, den physiologischen und/oder geistigen Kapazitäten. Neben dem Eigennamen wird kein persönliches Merkmal so häufig abgefragt wie das kalendarische Alter. Es handelt sich um einen zentralen verbreiteten gesellschaftlichen Marker. Das kalendarische Alter gilt als gesellschaftlicher Richtwert (z. B. Einschulung, Volljährigkeit, Regelpensionsalter) und nur in Ausnahmefällen

(z. B. Frühverrentung) wird nach den tatsächlichen physiologischen, sozialen und psychischen Kapazitäten gefragt.

Eine weitere Unterscheidung wird mit dem *psychischen oder sozialen Alter* vorgenommen. Das psychische Alter bezieht sich auf das personale System und befasst sich mit Fragen der altersbezogenen Selbstverortung und Eigenwahrnehmung. Welche Erwartungen hat die Gesellschaft an eine 80-Jährige? Ist es gesellschaftlich akzeptiert, dass sie sich die Haare rot färbt? Dass sie einen 60-jährigen Liebhaber hat?

In jüngerer Vergangenheit erfährt eine weitere Dimension immer größere Aufmerksamkeit: das *sichtbare Alter*. Der Körper wird zur sichtbaren Visitenkarte im Alltag, zur Visitenkarte einer bewusst ausgestellten Fitness und Vitalität, der nicht notwendigerweise Ausweis des physiologischen Zustandes ist (van Dyk 2015).

Van Dyk (2015) identifiziert für das 20. Jahrhundert eine erhebliche Ausdehnung der als ‚Alter' begriffenen Lebensphase. Sowohl im Alltagsverständnis wie auch wissenschaftlich und politisch hat sich mindestens eine Zweiteilung der Altersphase durchgesetzt. Man unterscheidet ein Drittes (junges Alter; Third-Agers, Golden Oldies) sowie ein Viertes Alter (Hochaltrigkeit), das stärker durch Krankheit und Pflege gekennzeichnet ist (Neugarten 1974; Mayer/Baltes 1996; Laslett 1995 zit. in van Dyk 2015).

Während Menschen im Dritten Alter zunehmend als Subjekte und Träger:innen von Ressourcen adressiert werden, erfahren hochaltrige Menschen einen „Objektstatus als zu Pflegende, zu Betreuende, zu Versorgende" (van Dyk 2015, S. 27).

Rosenmayr (1996 zit. in van Dyk 2015) nimmt eine weitere Differenzierung vor und unterscheidet zwischen einem chancenreichen Dritten, einem eingeschränkten Vierten und einem nicht mehr zur selbstständigen Lebensführung fähigen fünften Lebensalter.

Solche Differenzierungen können auch problematisch sein. Eine Unterscheidung zwischen einem Dritten und einem Vierten Lebensalter, die zum Ausdruck bringen soll, dass Menschen im Alter von 60 bis 80 Jahren meist noch weitgehend gesund sind, während die über 80-Jährigen weit häufiger beeinträchtigt oder pflegebedürftig sind, helfen nur bedingt.

Körperliche und geistige Einschränkungen können zu sehr unterschiedlichen Zeitpunkten im Lebensverlauf einsetzen (Aner/Karl 2010).

Struppek (2010) plädiert für eine dynamische Definition des hohen Alters. Derzeit wird der Beginn der Hochaltrigkeit im Alter von 80 bis 85 vermutet. Aufgrund der Dynamik der sich verändernden Lebenserwartung könnte der Beginn des hohen Alters in den kommenden Jahren noch später angesetzt werden.

Zudem gibt es Unterschiede in geschlechtsspezifischer Hinsicht: Frauen haben eine längere (gesunde) Lebenserwartung, werden aber zugleich früher als Männer als alt wahrgenommen (McConatha et al. 2013 zit. in van Dyk 2015).

Mit dem Aufstieg der Konsum- und Erlebnisgesellschaft in den 1980er-Jahren verbunden sind die „Neuen Alten" als Pioniere einer Post-Arbeitsgesellschaft ins Blickfeld geraten (Tokarksi/Karl 1989 zit. in van Dyk 2015). Van Dyk (2015) merkt hierzu kritisch an, dass es sich dabei um eine Alterselite handelt, die die Chance des Älterwerdens aktiv zur Selbstverwirklichung, zu Kreativität, Persönlichkeitswachstum und Aufgeschlossenheit für das Neue nutzt. Mit den ‚Neuen Alten' wurde eine Altersgruppe analysiert, deren Erwachsenenleben von den Bedingungen ökonomischen Wohlstands und rasantem Wirtschaftswachstum, von Bildungsboom und neuer Konsumkultur gekennzeichnet und weniger durch die Pflicht- und Verzichtethik der Kriegsgenerationen geprägt ist.

Neuere Ansätze interessieren sich daher für Lebensverlaufsmuster innerhalb bestimmter Kohorten (z. B. Dannefer 2003, Mayer/Blossfeld 1990 zit. in van Dyk 2015). Anstelle pauschalierter Aussagen über bedürftige Alte oder wohlhabende Babyboomer werden soziostrukturelle Unterschiede und ihre Auswirkungen im Lebensverlauf in den Blick genommen.

Die Lebenslage (alter) Menschen ist neben dem Gesundheitszustand auch abhängig von Bildung, finanzieller Absicherung und damit verbundenen Wohnmöglichkeiten, der Qualität der sozialen Netzwerke sowie geschlechtsspezifischen Ungleichheiten. „Das Zusammenspiel verschiedener Dimensionen der Lebenslage entscheidet darüber, ob ältere Menschen über Handlungsspielräume und Einflussmöglichkeiten verfügen und sich selbst als handlungsmächtig und zufrieden erleben" (Aner/Karl 2010, S. 10).

Van Dyk (2015) setzt sich kritisch mit der Handlungsmacht älterer Menschen auseinander. Die Aussage ‚alt sind nur die anderen' untergräbt systematisch die grundlegende Voraussetzung für einen kollektiven Prozess der Durchkreuzung diskriminierender Zuschreibungen, Praktiken und Strukturen. „Das Bewusstsein eines ‚Wir' im Sinne gemeinsamer Betroffenheit bleibt weitgehend aus [...] Bekämpft wird das Alter(n) – dafür steht nicht zuletzt der riesige *Anti-Ageing*-Markt – und nicht seine Stereotypisierung und Diskriminierung" (van Dyk 2015, S. 149, Hervorhebung im Original).

Das gesellschaftliche Leitbild in westlichen Industrienationen orientiert sich an der Funktions- und Leistungsfähigkeit und an der Gesundheit eines Menschen. Dies bringt es mit sich, dass in unserer Gesellschaft das Bild vom Alter(n) überwiegend negativ behaftet ist. Es wird als unvereinbar mit den hochgehaltenen Werten wie Selbstbestimmung, Jugendlichkeit, Nützlichkeit, Leistungsfähigkeit und Produktivität angesehen und hat damit eine grundlegende Bedeutung für die Entstehung von Schamgefühlen (Pfabigan 2010).

Studien belegen, dass die abhängige Hochaltrigkeit in radikaler Weise dehumanisiert und als sozialer Tod mehr gefürchtet wird als das tatsächliche Lebensende. Eine qualitative Interviewstudie mit jungen Alten (Denninger et al. 2014 zit. in van Dyk 2015) zeigt, dass in der Rede über das höchste Alter das Verb ‚leben', ersetzt wird durch ‚siechen' und ‚vegetieren'. Insbesondere Demenz wird in Begrifflichkeiten wie soziale Isolation, Regression und als sozialer Tod verhandelt.

Eggen (2012) stellt fest, dass sich die Altersforschung neuen Altershorizonten zuwendet. Nicht mehr die Hochaltrigen im Alter von über 85 Jahren stehen im Forschungsinteresse, sondern die Hundertjährigen und hier besonders jene Personen, die am ältesten sind: die mindestens 110-Jährigen (Supercentenarians). Gleichzeitig hält er das Wissen selbst über die jüngeren Hochbetagten noch für dürftig und teils widersprüchlich.

Van Dyk (2015) gelangt zu der Überzeugung, dass die negative Zuschreibungen über alte Menschen nicht auf einen Mangel an Aufklärung und Information zurückzuführen sind. Vielmehr wird das Alter ganz allgemein als etwas *Anderes* im Erwachsenenleben beschrieben. Während dem Alter in unserer Gesellschaft zunehmend Aufmerksamkeit gewidmet wird, erfährt die Rolle des höchstaltrigen Menschen als „Markiertes" und „Abweichendes" keinerlei positive Zuschreibungen (van Dyk 2015, S. 146).

Dies hat Auswirkungen auf die Lebenssituation höchstaltriger Menschen: In institutioneller Hinsicht sind die Situationen in Pflegeheimen, in denen mangelnde Versorgung weiterhin keine Ausnahme darstellt, sowie eine auf Rehabilitation weitgehend verzichtende Pflegepolitik Ausdruck einer Gesellschaft, die das höchste Alter verloren gibt. Die auf Sorge und Pflege angewiesenen Höchstaltrigen sind weitgehend aus Zonen des Sozialen verbannt (van Dyk 2015, S. 141).

Vor dem Hintergrund ihrer Forschungen in einem Pflegeheim forderte Koch-Straube bereits vor vielen Jahren, dass sich das Bild vom hohen pflegebedürftigen Alter radikal ändern müsse. Das hohe Alter ist nicht zwangsläufig oder naturgegeben eine Mischung von physischen und psychischen Krankheiten, Behinderungen, Schwächen und anderen Unzulänglichkeiten, das man mit Konzepten des Disengagements, der Kundenorientierung, der aktivierenden Pflege, der Patientenorientierung etc. bewältigen könne. Altern ist nicht einfach ein ‚Weniger-Werden', ein ‚Sich-Zurückziehen', ein Vergessen und Vergessen-Werden, dem man sich mit Anstrengung entgegenstemmt und das einen im Falle des Scheiterns in die Resignation treibt. Sie definiert Älterwerden und insbesondere das Leben im hohen Alter als eine existenzielle Herausforderung, die wie viele andere im Laufe des Lebens bewältigt werden muss. Die Lebensphase ist geprägt von der Gewissheit des nahen eigenen Todes, vom Rückblick auf das vergangene Leben angesichts des endgültigen Abschiedes und von der Hoffnung auf ein neues Leben im Jenseits oder vom Zweifel daran (Koch-Straube 2004).

5 Scham

Das Wort Scham

Im Wörterbuch des Deutschen findet man unter dem Stichwort ,die Scham' folgende Beschreibung: „Das Gefühl, bloßgestellt zu werden oder zu sein, Scheu, Verlegenheit" (Pfeifer 2004, S. 1179). Das deutsche Wort Scham lässt sich vom althochdeutschen Begriff *,scama'* (8. Jahrhundert) herleiten und bedeutet Beschämung, Zerknirschung, Bestürzung, Schande.

Im Mittelhochdeutschen meinte *schame* auch Ärgernis und Geschlechtsteile (Grimm 1854). Dies bestätigt sich noch heute in unserem Sprachgebrauch, wenn die weiblichen Geschlechtsteile als „die Scham" bezeichnet werden oder an den Begriffen Schamlippen, Schamhaare, Schambein.

Frevert (2015) weist nach, dass das Wort ,Scham' bis ins 19. Jahrhundert die Bezeichnung für die Geschlechtsteile von Mann und Frau war. Erst später wurde der Begriff auf die weiblichen Genitalien eingegrenzt. Damit wurde die Scham feminisiert, d. h. zu einem Begriff, der weiblich besetzt ist. In der Folge wurde z. B. Schamhaftigkeit über lange Zeit als normative Verhaltensweise des Weiblichen verstanden. Erst mit der Frauenbewegung in den 1970er-Jahren erfolgte eine Veränderung. Scham galt als einengend und sollte überwunden werden.

Wurmser (1998) verweist auf die griechische Geschichte (Platon 428 v. Chr. bis 347 v. Chr.), in der Scham als eine Art Ehrgefühl, als Charakterzug, als Respekt vor den Idealen und Werten der Gesellschaft verstanden wurde. Schamgefühl zeigt sich als Takt, Diskretion und Bescheidenheit.

Die Begriffe Schamerleben oder Schamempfinden sind häufig zunächst negativ besetzt. Bei genauerem Hinsehen hat Scham jedoch wichtige, soziale Funktionen. Dies wird ebenfalls bereits in den Ausführungen des Grimmschen Wörterbuchs deutlich, wenn Scham als eine „fähigkeit, sich zu schämen, gefühl für gewisse gesetze der wohlanständigkeit, insofern es vor einer verletzung derselben zurückscheut" (Grimm 1854, Bd. 14, 2111) beschrieben wird.

Sexuelle Wünsche, Vorstellungen und Erlebnisse sind Themenbereiche, die im Zusammenhang mit Scham genannt werden (Gröning 1998; Wurmser 1998; Birkemeyer 2012; Immenschuh/Marks 2014). Die Ausführungen im Grimmschen Wörterbuch belegen, dass dies schon im 19. Jahrhundert zum Selbstverständnis von Scham gehörte: Scham ist die „fähigkeit, neigung, alles zu vermeiden, was den eigenen geschlechtstrieb verräth oder denselben bei andern anregen könnte […] daher ist die scham eine besondere zierde der frauen, welche die mhd. [mittelhochdeutschen, Anmerkung der Autorin] Dichter zu preisen unermüdlich sind" (Grimm 1854, Bd.14, 2106).

Im aktuellen Sprachgebrauch hat der Begriff Scham drei Bedeutungen:

- die negative, emotionale Selbstbewertung (sich schämen),
- Wert und Tugend als positive Eigenschaft (schamhaft sein) und
- die Bezeichnung des weiblichen Genitalbereichs (Birkemeyer 2012).

Grammatik der Scham

Scham wird in vielen Fachrichtungen diskutiert: von Theologie über Philosophie, Psychologie, Pädagogik, Soziologie, Pflegewissenschaften bis hin zur Psychotherapie. Je nach fachlicher Ausrichtung wird das Phänomen in unterschiedlichen Facetten und Varianten betrachtet (z. B. Gröning 1998; Haas 2013; Hilgers 2013; Weinblatt et al. 2016, Marks 2016; Hell 2018).

Etliche wissenschaftliche Fachrichtungen arbeiten mit Experimenten, um im Interesse der Wissenschaft Fragen zu beantworten. Für die Auseinandersetzung mit dem Phänomen Scham fehlen aus gutem Grund solche empirischen Untersuchungen. Sie sind Folge des wissenschaftlichen, ethischen Anspruchs, die Menschenwürde durch experimentelle Beschämung des Individuums nicht zu verletzen. Neben diesen Wertvorstellungen sind es auch methodische Schwierigkeiten, weil Schamgefühle hinsichtlich ihrer verbalen Äußerungen die am meisten verborgene bzw. kontrollierte Emotion darstellen (Wallbott 1986 zit. in Kalbe 2002).

Allerdings belegt eine Reihe von Arbeiten, dass es unter Beachtung ethischer Wertvorstellungen sehr wohl möglich ist, sich wissenschaftlich mit dem Phänomen Scham zu befassen (z.B. Gröning 1998; Lietzmann 2003; Kranich 2011, Immenschuh 2020). Die Untersuchungen fordern ein wertschätzendes, empathisches und reflektiertes Vorgehen.

Obwohl Scham ein Grundmoment menschlicher Erfahrung ist und in allen Kulturen vorkommt (Thiersch 2007; Moser 2008; Neckel 2008; Immenschuh/Marks 2014), ist die Entwicklung des Schamgefühls kein „bloßes naturhaftes Geschehen" (Hell 2018, S. 20), sondern in hohem Maße abhängig von Kultur und Erziehung.

Übereinstimmend wird Scham als eines der schmerzhaftesten Gefühle beschrieben, das anzeigt, wenn persönliche Grenzen verletzt sind. Scham entsteht aus der Diskrepanz zwischen dem, was erwartet wird und dem, was man an sich selbst beobachtet. Sie entsteht, wenn das Ich-Ideal („Wie sollte ich sein? Wie denke ich sein zu müssen?") und die Selbstwahrnehmung in Spannung zueinanderstehen.

Grundlage ist die Erfahrung eines Unterschieds zwischen der aktuellen Gegebenheit des Menschen und dem was er will, soll oder die Gesellschaft von ihm erwartet. In der Scham wird diese Differenz in jeweils spezifischer Weise erfahren, gelebt und bewältigt (Gröning 1998; Thiersch 2007; Kranich 2011; Haas 2013; Hilgers 2013; Marks 2016). Das Schamgefühl lässt Nähe und Distanz äußerst sensibel erfassen. Auch wenn Scham im menschlichen Leben eine Schlüsselrolle einnimmt, so ist die Empfindung doch gleichzeitig von großer Profanität (Alltäglichkeit, Banalität) (Neckel 1991 zit. in Gröning 1998; Hell 2018).

Scham ist eine Form von Angst, die universell (d.h. bei allen Menschen und in jeder Kultur) und zugleich individuell ist, weil Schamempfindungen abhängig von der Lebensgeschichte und der kulturellen Prägung sind (Immenschuh/Marks 2014). Sie kann sich auch als demütigende, stigmatisierende Erfahrung naturhafter (z.B. Aussehen, Leistungsfähigkeit) und gesellschaftlicher (z.B. Armut) Andersheit zeigen (Thiersch 2007).

Keine andere Emotion wirft den Menschen so unausweichlich und unangenehm auf sich selbst zurück. Sie ist ein „heftiger, oftmals in seiner Massivität überwältigender Affekt" (Möller 1998, S. 404). Wer sich schämt, fühlt sich wertlos, nicht gut genug und möchte sich am liebsten verstecken. Es ist ein Gefühl von Angst und Schmerz, wenn man sich in irgendeiner Art von Schwäche, von Versagen oder Beschmutzung preisgegeben sieht und die Antwort in Form von Missachtung, Entwertung oder Hohn erwartet oder verspürt (Kölling 2007).

Scham ist zudem ein sehr intimes Gefühl, weil man sich selbst als nicht mehr wertvoll erlebt. Je stärker das Bedürfnis, die wahre Identität zu verbergen, desto intensiver das Schamempfinden (Weinblatt et al. 2016).

Auch wenn Scham – wie an anderer Stelle weiter ausgeführt wird – in ihren Auswirkungen keineswegs nur negativ besetzt ist, hat das Erleben grundsätzlich einen negativen Charakter, der Schamaffekt einen depressiven Kern (Wurmser 1997; Gröning 1998; Möller 1998; Kalbe 2002; Hilgers 2013; Tiedemann 2013; Lewis 1971 zit. in Weinblatt 2016; Marks 2016). Doerr (2014) hält sie daher für einen stillen, verborgenen Affekt, der die Möglichkeit unterbindet, sich gegen Beschämung zur Wehr zu setzen.

Die konstruktive Funktion von Scham

Übereinstimmend wird Scham auch eine konstruktive und damit positive Funktion zugesprochen (z. B. Wurmser 1998; Kalbe 2002; Marks 2011; Immenschuh/Marks 2014; Bohn 2015; Marks 2016; Lammers 2018). Sie zeigt sich dann als Schutz privater, intimer Erfahrungen in Takt und Respekt (Thiersch 2007) und besonders dort, wo wir Schamempfindungen vermissen, also in der Schamlosigkeit.

Scham entsteht dort, wo in die persönliche Eigensphäre und Identität von außen investigativ und grenzüberschreitend oder -verletzend eingedrungen oder aber diese exhibitionistisch aus eigenem Antrieb der Öffentlichkeit preisgegeben wird. Neue Techniken der Bildproduktion (zoomen, digitale Bildbearbeitung) steigern die Möglichkeit der Grenzüberschreitung. Es ist nicht einfach, die Grenzen zwischen der Notwendigkeit der Aufklärung und zerstörerischer Anprangerung zu unterscheiden (Hell 2018). Scham kann auch Solidarität mit Beschämten auslösen und dazu beitragen, unerwünschten Verhaltensweisen entgegenzuwirken, beispielsweise, wenn Menschen mit Behinderung öffentlich diskriminiert werden.

Auf gesellschaftlicher Ebene scheint eher Schamlosigkeit zu dominieren, wie uns Medien, Internet und Fernsehen zeigen. Traditionelle Schamgrenzen scheinen wegzufallen, es gibt kaum mehr ein Tabu. Wie oft fragt man sich als Zuschauer:in, ob die Darsteller:innen keine Scham empfinden, intimste Dinge preiszugeben. Man wünscht sich geradezu, dass Scham Menschen daran hindern möge, sich (unangemessen) zu inszenieren.

Immer wieder lassen sich Beispiele finden, in denen die Vorstellung, Scham zu empfinden, als ein Hemmnis beschrieben wird, das es zu überwinden gilt. Bei einer Tagung zum Thema „Scham in der Pflege" (2013) plädierte die Referentin (Altenpflegerin, Buchautorin) in ihrem Vortrag mit dem Titel „Scham aus ethischer Perspektive" dafür, Scham zu überwinden. Anhand zahlreicher persönlicher, beruflicher und privater Beispiele aus dem Pflegealltag versuchte sie, die Zuhörer:innen von ihrer Haltung zu überzeugen. Exemplarisch sei an dieser Stelle eine Aussage zitiert: „Seien wir doch mal ehrlich, vor uns bleibt kein Loch des Körpers verschont." An diesem Beispiel wird – gerade durch die Forderung, Scham zu überwinden – deutlich, welche konstruktive Funktion und Bedeutung Schamempfindungen haben.

Schamgefühle sind in der Pflege unvermeidbar (Immenschuh/Marks 2014). Um einen konstruktiven Umgang zu entwickeln, ist es erforderlich, Scham anzuerkennen, auch die eigene Scham zu empfinden ist eine Leistung, die es zu würdigen gilt. Der Mensch signalisiert damit, quasi von außen auf sich selbst zu blicken und seine eigenen Normen und Werte zu erkennen. Vor allem Lernen und Entwicklung sind unweigerlich mit Schamgefühlen verbunden. In dieser Scham können machtvolle Entwicklungsimpulse verborgen sein. Scham ist eine der am stärksten entwicklungsfördernden Emotionen. Immenschuh und Marks plädieren daher dafür, Scham bei sich selbst zu enttabuisieren, sie im Alltag wahrzunehmen, zu reflektieren und ihr einen Platz zu geben. Dann kann Scham ihre schützende Funktion entfalten und zur Ressource werden (Immenschuh/Marks 2014).

Immenschuh (2020) beschreibt dies am Beispiel des Blicks. Scham zeigt uns, wann der Blick einer anderen Person auf uns beschämend wirkt und in welchen Situationen er Anerkennung und Wertschätzung vermittelt. Die Bewertung kann jede:r nur selbst vornehmen. Bisweilen löst auch gut gemeintes Lob beim Gegenüber Scham aus. Wenn es gelingt, Scham wahrzunehmen und daraus sensibles Handeln abzuleiten, dann hält Scham „ihre Geschenke bereit" (Immenschuh 2020, S. 74).

Die soziale Dimension der Scham

Wie die vorangegangen Ausführungen belegen, hat Scham unbestritten eine soziale Dimension. Als „Grundmoment menschlicher Erfahrung" (Thiersch 2007, S. 51) spielt sie eine zentrale Rolle in der Regulierung von Beziehungen.

Sie steuert Nähe und Distanz, Privatheit und Öffentlichkeit, Zugehörigkeit und Abgrenzung, Anpassung und moralisches Verhalten. Innerhalb von sozialen Gemeinschaften dient sie der Aufrechterhaltung sozialer Regeln (z.B. was gehört sich in unserer Gruppe, was geht gar nicht?"), der Wahrnehmung eigener Grenzen und Bedürfnisse und somit der Selbstregulation. In diesem Sinne ist Scham ein „Schnittstellenaffekt" (Tiedemann 2010, S. 10), zwischen dem Selbst und anderen.

Katz (1999 zit. in Dietz 2013) wollte untersuchen, wie Menschen über ihre Emotionen sprechen und beobachtete, was sie tun, wenn sie emotional sind. Während die Emotionen Wut, Lachen, Weinen durch eine vorhergehende Provokation ausgelöst werden und damit beobachtbar sind, sei Scham die einzige, die nicht durch eine sozial sichtbare Reaktion gekennzeichnet ist und nur durch die Selbstbeschreibung der Akteur:innen erfasst werden konnte. Die Unfähigkeit, zu reagieren, sei eben das Typische der Scham.

Scham hat stets einen Subjektpol (wofür sich jemand schämt) und einen Objektpol (vor wem man sich schämt). Man nennt das auch den „bipolaren Affekt der Scham".

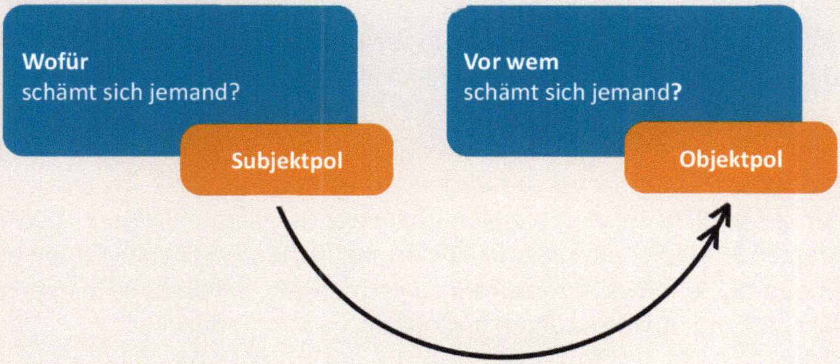

Abbildung 3: Der bipolare Affekt der Scham

Landweer (2016) merkt kritisch an, dass es „missverständlich und ungenau" (Landweer 2016, S. 11) sei, wenn gesagt wird, Scham betreffe die gesamte Person. Dies gelte nur für bestimmte Formen der Scham (moralische Scham und stigmatisierendes Makel). Nur dann ist die Person als Ganzes betroffen. Das akute Gefühl der Scham kann auch punktuell sein und beispielsweise bei kleineren Verstößen ausgelöst werden. In diesen Fällen wirke sich die Scham nicht grundlegend auf das Selbst aus. Dennoch geht auch von ihr erhebliche Macht aus, denn sie zeigt, wie sehr Verhalten angepasst wird, wie wichtig es Menschen ist, nicht aus dem Rahmen zu fallen.

Scham, die aufgrund vermeintlicher oder tatsächlich negativ bewerteter Mängel entsteht, führt nach Landweers Erkenntnis unweigerlich zu einem Vermeidungsverhalten und schränkt den sozialen Radius enorm ein. So kann z. B. die Tatsache, sich für seine psychische Erkrankung zu schämen, zur Vereinsamung führen und weitere depressive Empfindungen nach sich ziehen. Dieser Zusammenhang dürfte gerade auch unter dem Aspekt von Alter und Pflegebedürftigkeit relevant sein. Manche Menschen schämen sich, ihre Hilfsmittel wie Rollator, Rollstuhl in der Öffentlichkeit zu nutzen und bleiben daher lieber zuhause.

In der Soziologie wird Scham häufig als Erfahrung von Ungleichheit in Lebenskonstellationen und gesellschaftlichen Milieus verstanden. Sie zeigt ihre soziale Dimension im Erleben von Diskrepanz zwischen vermeintlich objektiven Verhältnissen und dem eigenen Leben. Abweichung von diesen Gegebenheiten wird dabei als Mangel erlebt und kann schamauslösend wirken. Exemplarisch führt Thiersch (2007) neben Armut und Behinderung das Altern an. Alternde Menschen erfahren schleichend und sich verdichtend den Verlust von Vitalität, gesundheitlichen Selbstverständlichkeiten und schließlich oft Lust und Interesse an anderen. Scham isoliert.

Schamgefühle verweisen durch Gleichsetzen mit Begriffen wie ‚Gesichtsverlust', ‚nicht mehr unter die Augen treten können' oder ‚im Erdboden versinken wollen' auf den sozialen Charakter der Scham (Hilgers 1996 zit. in Kranich 2011). Scham stellt gleichsam die Brücke zwischen Eigenem und Fremden dar, ohne es miteinander zu vermengen. Sie dreht sich stets um sich selbst und um die anderen (Hell 2018).

Im Zustand heftiger Scham werden körperliche Reaktionen ausgelöst, z. B. Schwitzen, Abwenden des Blicks und Erröten. Dass diese Reaktionsweisen für andere sichtbar sind, unterstreicht die soziale Dimension des Affekts. Es errötet das Gesicht, der Teil des Körpers, den alle sehen können. Im Zustand der Scham kreisen Betroffene ganz um sich, sie unterbrechen die Beziehung und entsolidarisieren sich.

Kein Affekt betont die interaktionelle Beziehung so sehr wie der Schamaffekt. „Wer Zeuge akuter Scham wird, wird gleichfalls von Schamgefühlen erfasst – es sei denn, man verschließt sich der Schamszene" (Hilgers 2013, S. 28 f.). Dies könnte jedoch auch eine Form der Abwehr von Schamaffekten sein.

Um die Entwicklung der sozialen Dimension von Scham nachzuvollziehen, lohnt sich ein Blick in die modernere Geschichte und in andere Kulturen.

Thiersch (2007) und Frevert (2015) beziehen sich in ihren Ausführungen auf Elias (1976) und seine Überlegungen zum Prozess der Zivilisation. Nach seiner Theorie ließen sich in der neuzeitlichen Geschichte Europas immer höhere Scham- und Peinlichkeitsschwellen beobachten. Die Ausbildung des Eigenraums, des Privaten, einhergehend mit der Familie als Lebensform, hat im Sinne der Kultivierung zu vielfältigen Formen der Tabuisierung (z. B. Privatisierung von Nacktheit und Sexualität) und einer Verdrängung körperlicher Funktionen (z. B. Defäkation, Körpergerüche und -geräusche) in den Raum des Privaten geführt. Während es im Mittelalter, selbst am Hofe von Königen und Kaisern ‚normal' war, im Beisein anderer zu urinieren oder in der Öffentlichkeit zu rülpsen, furzen oder schnäuzen, wurden solche Verhaltensweisen zu Beginn der Neuzeit als unangemessen bewertet (Hell 2018). Die Fähigkeit und Bereitschaft, sich für etwas oder jemanden zu schämen, hätten sich im Laufe der Zeit deutlich intensiviert. Menschen haben im Zuge der Zivilisation gelernt, sich an Regeln zu halten und sich zu schämen, wenn sie Regelverletzungen begehen oder die Kontrolle über sich und ihren Körper verlieren. Wer keinen Anstoß an Fehlleistungen bei sich und anderen nimmt, handelt schamlos und gefährdet den Zusammenhalt und die soziale Integration der Gesellschaft (Elias 1976 zit. in Frevert 2015).

Die soziale Dimension von Scham lässt sich am Beispiel von Nacktheit nachvollziehen. Die sog. Körperscham findet sich in allen Kulturen.

Auch (Natur-)Völker, die nach unserem westlichen Verständnis nahezu unbekleidet herumlaufen, bedecken bestimmte Körperteile. Dies ist in der Regel der Genitalbereich. Hell (2018) führt als Beispiel die Yanomami-Frauen (indigene Volksgruppe im Amazonasgebiet) an. Sie tragen um die Körpermitte lediglich eine dünne Schnur und hätten höchst verlegen reagiert, als sie aufgefordert wurden, diese abzulegen. Wenngleich für diese ethisch unverantwortliche Aufforderung keine näheren Umstände beschrieben sind, so wird zumindet deutlich, dass das Bedecken bestimmter Körperteile, um sie vor dem Blick anderer zu schützen, als soziale Dimension der Scham interpretiert werden kann.

Scham zu erleben, ist also nicht nur abhängig vom Geschlecht, vom Lebensalter und der der eigenen Lebensgeschichte, sondern stets auch vom sozialen Kontext

Schutzfunktion

Im Zusammenhang von Scham und Pflege kommt der Schutzfunktion der Scham eine große Bedeutung zu. Sie schützt vor ungewollter emotionaler und sozialer Entblößung, vor Missachtung persönlicher Empfindungen und Überzeugungen. Sie hat ganz grundsätzlich eine das Kern-Selbst schützende, regulative Funktion und kann damit als Warnsignal verstanden werden, das sensibel auf Verletzungen der Würde reagiert (Wurmser 1998; Immenschuh/Marks 2014; Erisman 2016). Pflegesituationen sind in hohem Maße schamanfällig. Sie sind verbunden mit Nacktheit und Intimität, mit Entblößung, Kontroll- und Statusverlust.

Wurmser (1998) bezeichnet Scham als „Hüterin der Würde", die als unentbehrliche Wächterin der Privatheit und der Innerlichkeit den Kern unserer Persönlichkeit berührt. Dazu zählen beispielsweise unsere intensivsten Gefühle, unsere sexuellen Wünsche, Erlebnisse und Körperteile. Ohne die Hülle der Scham fühlt man sich der Würde beraubt (Wurmser 1998; Baer/Frick-Baeer 2008; Marks 2017).

Durch das Schamgefühl zeigen sich die Grenzen dessen, was wir als Bestandteil unseres Erlebens, Handelns, Fühlens verstehen, einschließlich unseres eigenen Selbsts, unserer Persönlichkeit und Identität. „Wir schützen diesen Bereich als ein Terrain, das anderen Personen überhaupt nicht, manchen nur teilweise und ganz wenigen mehr zugänglich gemacht wird, je nach Art und Qualität der Beziehungen, in denen wir zu ihnen stehen" (Hilpert 2013, S. 54).

Gleichzeitig ist die Schutzfunktion der Scham ambivalent: Schamgefühle können Aufklärung und Hilfe verhindern. Im Schutz der Scham können sich Verzweiflung, Abartigkeit, Gewalt oder Grausamkeit verbergen, die in die „Verzweiflung eines abgedichteten, isolierten Raums hineinzwängen" (Thiersch 2007, S. 53). Dies zeigt sich beispielsweise, wenn Angehörige sich schämen, zuzugeben, dass sie mit der Pflege überfordert sind und keine Pflegeleistungen in Anspruch nehmen. Pflegeberater:innen berichten, dass Antragssteller:innen (es kommen fast nur Frauen) in der Erstberatung häufig in Tränen ausbrechen. Mit der Beantragung wird ihre Überforderung deutlich. Sie schämen sich dafür, nicht mehr zu können, die Pflege der Angehörigen nicht mehr aus eigenen Kräften zu schaffen.

In Pflegesituationen verhindert Scham bisweilen, dass Pflegekräfte über sexuelle Gewalterfahrungen berichten. Damit kann eine hilfreiche und konstruktive Bearbeitung des Erlebten nicht erfolgen und die Betroffenen bleiben mit ihren Erfahrungen allein.

Schamgefühle als Entwicklungsimpuls

Scham hat entwicklungspsychologisch eine wichtige Funktion: Sie stört die fraglose Selbstverständlichkeit des Selbstgefühls wie sie im Kindesalter vorzufinden ist und initiiert damit ein Bewusstsein über das Selbst und das Fremde. Konstruktiv auf die Entwicklung des Kindes wirken sich diese Erfahrungen allerdings nur unter der Voraussetzung aus, dass die ausgelösten Schamempfindungen nicht traumatisch sind (Hilgers 2013).

Die Fähigkeit, Scham zu empfinden, entwickelt sich in der frühen Kindheit und durchläuft verschiedene Stadien. Als eine Vorform von Scham wird das Fremdeln im 8. Lebensmonat angesehen (Kalbe 2002; Hell 2018).

Übereinstimmend wird die Entwicklung des Schamempfindens im zweiten und dritten Lebensjahr angenommen. Die Einschätzungen beziehen sich häufig auf die Entwicklungstheorie von Erikson und seinem Modell der psychosozialen Entwicklung im Lebenszyklus und stehen in Zusammenhang mit der Autonomieentwicklung des Kindes (Erikson 1997).

Hell (2018) erläutert, dass sich „echtes Schamgefühl" (Hell 2018, S. 68) ab dem dritten und vierten Lebensjahr entwickelt. Erst, wenn das Kind in der Lage ist, sich selbst im Spiegel zu erkennen, ein Selbst-Bild zu entwickeln, tritt Scham auf. Die ersten Schamgefühle entstehen zunächst nur in Anwesenheit von Mitmenschen, insbesondere gegenüber Eltern und Erziehungspersonen. Kinder versuchen, ihr Verhalten oder ihr Scheitern vor ihnen zu verbergen.

Menschliche Entwicklung ist ohne Beschämung nicht möglich. Auch im späteren Leben sind Identitätskrisen oft mit Schamerfahrungen verknüpft. Das Erwachsenenalter ist keineswegs frei von Scham. Entscheidend ist jedoch das Ausmaß an Scham, das von der betroffenen Person verkraftet und als Entwicklungsimpuls genutzt und integriert werden kann. Marks (2017) nennt dies die „gesunde Scham" (Marks 2017, S. 35).

Immenschuh und Marks (2014) zeigen an Fallbeispielen aus dem Pflegealltag auf, dass, gerade weil Scham so schmerzhaft ist, Schamgefühle eine der stärksten entwicklungsfördernden Emotionen sind. Scham und Scheitern sind nach ihrer Überzeugung immer auch Chancen für „notwendige, das heißt die Not wendende Entwicklungen" (Immenschuh/Marks 2014, S. 69).

6 Scham in Ausbildung, Beratung und Arbeitswelt

Therapie und Beratung sind Räume, die sowohl Zugang zu (verinnerlichter) Scham schaffen können, wie auch zur Auflösung von Scham beitragen.

Immenschuh setzt sich in einem Vortrag („Darüber spricht man doch nicht", München 2013) mit der Bedeutung von Scham in der Ausbildung des Pflegepersonals auseinander. Die Auszubildenden sind in doppelter Hinsicht betroffen: Kliniken und Heime sind „Brutstätten und Austragungsorte für peinliche Situationen" (Heimerl 2006 zit. in Immenschuh 2013). Gleichzeitig haben Lehr- und Lernsituationen ein hohes Schampotenzial, weil viele Menschen in ihrer schulischen Laufbahn (prägende, negative) Schamerfahrungen machen mussten. In Pflegesituationen wird immer nah an Grenzen agiert, auch an der Grenze der Scham. Immenschuh hält es für bedeutsam, Scham in der Ausbildung und in der Pflege zu thematisieren, weil sie dann ihre schützende Funktion entfalten kann. Mit der Thematisierung der Scham kann auch ein besserer Umgang mit anderen Gefühlen wie Trauer, Wut, Aggression, erlernt werden.

Im Lerngeschehen geht es darum, ein Zuviel an Scham zu vermeiden. Lehr- und Unterrichtsräume müssen als öffentlicher Raum Schutz, Zugehörigkeit, Integrität und Anerkennung gewährleisten. Dann kann Scham zumindest angesprochen werden, die Scham bekommt einen Platz. Dieser Platz bedeutet, sie als ständige Begleiterin in Pflegesituationen anzuerkennen (Immenschuh 2013).

In ihren neueren Ausführungen wird Immenschuh noch deutlicher: „Wenn Gefühle aus der Arbeit ausgelagert werden, wird auch die Scham ausgelagert" (Immenschuh 2020). Gefühlsarbeit ist jedoch als Teil der professionellen Pflegearbeit zu verstehen. Viele Pflegende empfänden das anders. Gefühle müssten ‚ausgelagert' werden, dazu gebe es jedoch keinen Raum. Oder sie werden individualisiert oder verschwinden ‚nebulös' im Arbeitsalltag. Immer wieder herrscht die Einschätzung vor, es gebe einen

Widerspruch zwischen Gefühlen, die bei der Pflege auftreten und professioneller Pflegearbeit. Die Autorin betont, dass es nicht dem Zufall überlassen sein dürfe, ob Gefühle wahrgenommen werden. Nicht bei sich selbst und auch nicht bei den Bewohner:innen. „Professionelle Pflege ist gelernt, reflektiert und begründet, und zwar genauso in ihren emotionalen wie in ihren handlungspraktischen und wissenschaftlichen Anteilen" (Immenschuh 2020, S. 71). Diese Haltung sollte in der Ausbildung des Pflegepersonals einen entsprechenden Rahmen finden und ein wertschätzender Umgang mit den eigenen Schamgefühlen ebenso ermöglicht werden wie mit denen der Bewohner:innen. Die Wahrnehmung von Schamgefühlen kann folglich als Entwicklungsimpuls für die eigene berufliche Tätigkeit verstanden werden.

Auch Supervisionsprozesse bieten die Chance, Schamempfindungen als Entwicklungsimpuls zu erleben: König (2003) greift die Thematik auf und gelangt zu der Einschätzung, dass Schamgefühle in Gruppenprozessen eine größere Rolle spielen als im Einzelsetting. Es besteht stets die Gefahr, dass sich ein Gruppenmitglied durch die anderen oder auch durch den/die Supervisor:in selbst ‚vorgeführt' fühlt, was intensive Schamgefühle auslösen kann. Dann schweigt man lieber aus Angst, sich zu blamieren und inkompetent zu erscheinen (Schamangst). Dies gilt nicht nur für Supervisionsprozesse, sondern lässt sich auch auf die (praktische) Pflegeausbildung oder Teambesprechungen übertragen.

Pühl (2003) versteht auch Organisationen als einen Ort, an dem Scham- und Schuldgefühle „ihren Humus finden und gedeihen" (Pühl 2003, S. 24). Zu einer konstruktiven Bearbeitung bedarf es Rahmenbedingungen, die es den Mitgliedern der Organisation ermöglichen, Abwehrprozesse und Tabuisierungen so zu lockern, dass „Dinge zur Sprache kommen, die bisher der Zensur zum Opfer gefallen sind" (Wellendorf 2002 zit. in Pühl 2003, S. 25).

Insbesondere für soziale Institutionen erachtet Kölling, dass eine „Art Grundfähigkeit im Umgang mit Schamgefühlen" (Kölling 2007, S. 232) als spezifische Kompetenz von Mitarbeitenden zu sehen ist. Führungskräfte sollten Schuldvorwürfe vermeiden und einen einfühlsamen Umgang mit Scham und schambesetzten Inhalten pflegen. Wenn Fehler passieren, dürfe dies nicht zu erneuter Beschämung führen oder darauf mit eigener Schamabwehr reagiert werden. Andererseits darf die Angst vor Beschämung nicht dazu führen, Fehler gar nicht mehr anzusprechen (Kölling 2007).

Die postmoderne Arbeitswelt bringt es mit sich, dass Mitarbeitende und Führungskräfte „in unterschiedlichen Rollen unterschiedliche psychosoziale Preise" (Möller 2017, S. 168) bezahlen. Auf der Grundlage einer Studie der Deutschen Gesellschaft für Supervision (2008) zeigt sich, dass die Angst, nicht mehr mithalten zu können, „die Scham, nicht so gut zu sein wie andere" (Möller 2017, S. 169), die deutsche Unternehmenslandschaft prägt. Mitarbeitende leiden darunter, dass die Qualität ihrer Arbeit kaum noch gewürdigt wird und sehen ihre Professionalität unter Druck, auch weil ihre Tätigkeiten bisweilen von weniger qualifizierten, billigeren Arbeitskräften erledigt werden. Dies wird als Angriff auf die professionelle Identität empfunden und kann als eine Form der Beschämung interpretiert werden.

In Ermangelung einer guten Fehlerkultur werden Fehler nur selten zugegeben, offene Worte nicht gesprochen und damit ein gemeinsamer Lernprozess verhindert. Die Chance der Veränderung liegt in der Einwicklung einer „Vertrauenskultur". Dies fordert eine differenzierte Auseinandersetzung mit der Bedeutung von ‚Vertrauen' in Organisationen. Die Paradoxie des Vertrauens besteht darin, dass Vertrauen nur aus Vertrauen entstehen kann, dass also vorausgesetzt werden muss, was erst erworben werden soll (Baecker 1993 zit. in Möller 2017).

Abgrenzung Scham – Schuld

Im alltäglichen Sprachgebrauch wird häufig nicht zwischen den Begriffen Scham und Schuld differenziert, sie werden sogar oft verwechselt (Thiersch 2007; Marks 2016). Bei genauer Betrachtung zeigt sich, dass es Gemeinsamkeiten und Unterschiede gibt, ebenso wie Überschneidungen.

Ganz allgemein lässt sich der Unterschied wie folgt beschreiben: Schamgefühle entstehen, wenn Menschen sich in Situationen als unangemessen oder unzulänglich erleben und Misserfolge tendenziell dem eigenen Selbst zuschreiben. Es ist ein umfassendes, sich auf die ganze Person beziehendes Urteil. Bei der Scham wird nicht das Verhalten bzw. die Handlung, sondern der/die Handelnde selbst als Ursache der Verletzung von Regeln und Normen erlebt. Scham bezieht sich auf das eigene Versagen gegenüber einem Idealbild, wenn man sich als schwach, fehler- oder mangelhaft erlebt.

Bei Schuldgefühlen hingegen werden konkrete eigene Verhaltensweisen negativ bewertet, sie sind spezifisch und beziehen sich auf eine bestimmte Tat. Schuld ist handlungsbezogen und richtet sich vornehmlich auf die Verletzung anderer (Kranich 2011; Junker 2011; Bohn 2015; Marks 2016). In Abgrenzung zu Scham kann durch die Schuld das Bedauern über einen begangenen Fehler ausgedrückt werden. Die Reaktion anderer auf diesen Fehler kann wiederum Scham auslösen. Man kann sich *für etwas* entschuldigen, man kann sich jedoch nicht „entschämen". Scham ist folglich monologisch, Schuld hingegen dialogisch auf den/die Geschädigte:n bezogen.

Marks (2016) formuliert den oben angesprochenen Sachverhalt in der Weise, dass Schuld bedeutet, ‚ich habe diesen Fehler gemacht', während Scham meint, ‚ich bin ein Fehler'.

Ein zentraler Unterschied zwischen Schuld und Scham besteht darin, dass Schuld die Existenz von Alternativen zur Voraussetzung hat und damit immer eingrenzbar ist (Bastian/Hilgers 1991).

Beide Emotionen gehören zu den selbstbewertenden Emotionen (Selbstbewusstsein-, Selbstbewertungs-, Selbstvorwurfs- oder Übertretungsemotionen) und entstehen durch einen Ist-Soll-Vergleich (Kranich 2011; Lewis 1993 zit. in Werden 2013; Bohn 2015). Marks (2007) sieht den zentralen Unterschied darin, dass Scham ein Gefühl beschreibt, während Schuld eine Tatsache bezeichnet, die jedoch mit Schamgefühlen verbunden sein kann.

Sowohl bei Scham- wie auch bei Schuldgefühlen besteht die Tendenz, sich klein zu fühlen, des Rückzugs und der Hilflosigkeit. Auch im Kontext „Pflege" können Schuldgefühle entstehen.

Teilt man das Verständnis von Höffe (1992) im Hinblick auf moralische Schuld (bewusster Verstoß gegen eigenes Gewissen und sittliche Normen), lässt sich nachvollziehen, warum Angehörige pflegebedürftiger Menschen Schuldgefühle empfinden, wenn Vater oder Mutter ins Altenpflegeheim kommen. Auch im 21. Jahrhundert teilen viele Menschen die Wertvorstellung, dass Kinder für ihre alten und pflegebedürftigen Eltern verantwortlich sind.

Engel (2012) beschreibt Schuldgefühle der Angehörigen von Pflegebedürftigen als Belastungsfaktor bei der Integration der Bewohner:innen in die Altenpflegeeinrichtung. Viele sehen es als ihre ureigenste Aufgabe, die

Pflege eines nahestehenden Familienmitgliedes persönlich zu bewerkstelligen und empfinden Schuldgefühle, wenn ein Umzug in eine stationäre Pflegeeinrichtung unumgänglich geworden ist. Selbst dann, wenn die stationäre Unterbringung objektiv die beste Lösung sowohl für die Angehörigen selbst als auch für die Betroffenen darstellt. Besonders sind nicht-berufstätige Personen und Frauen von Stressoren betroffen, die im Zusammenhang mit der Trennung bzw. dem Umzug der Pflegebedürftigen in die stationäre Einrichtung entstehen.

Auslöser von Scham

Grundsätzlich lässt sich feststellen, dass für die Frage, ob eine Person auf eine Situation, ein Ereignis, mit Scham reagiert, ausschließlich vom Individuum selbst abhängt. Es gibt keine schamauslösende Situation in dem Sinne, dass (alle) Personen mit Scham reagieren (Kalbe 2002).

Ganz allgemein wird Scham durch Beschämung ausgelöst. Bewusst oder unbewusst wird eine Norm zugrunde gelegt, deren mangelnde Verwirklichung durch Scheitern, Versagen, Bloßstellungen oder auch persönliches Verfehlen Auswirkungen auf das eigene Selbstbild hat (Neckel 2008).

Kalbe (2002) beschreibt zwei Gruppen von Auslösern: zum einen überdauernde (soziale und körperliche Abweichungen, Persönlichkeitsmerkmale) und zum anderen initiierte Anlässe (Versagen und Misserfolg, unsoziales und unmoralisches Verhalten gegenüber anderen).

Tiedemann (2016) stellt zudem eine Verbindung zwischen Verachtung und Scham her. Schamauslösend sind Erfahrungen, die mit dem Erleben persönlicher Entwertung einhergehen und mit einem tiefen Gefühl der Verachtung verbunden sind. Die Zurückweisung löst Gefühle des Verlassen-Werdens mit Isolation und des Ausgestoßen-Werdens aus der zwischenmenschlichen Gemeinschaft aus. Chronische Schamgefühle können zu einem Abtöten der Gefühle führen, was Kälte hervorbringen kann (Tiedemann 2016). Tiedemann (2016) spricht von „umgangener Scham" (Tiedemann 2016, S. 34), weil die bewusste Bewertung der schamauslösenden Situation ausgeblendet wird, was die Scham nahezu fixiert.

Fallbeispiel In einem Teamsupervisionsprozess bricht eine Supervisandin bei einer vermeintlich banalen Nachfrage der Supervisorin zu einem konkreten Sachverhalt völlig unerwartet in Tränen aus und kann kaum mehr weitersprechen. Alle Teammitglieder sind wie erstarrt und äußern erst allmählich ihr Bedauern über die Situation. In der Folge kommt es zu einer Einzelberatung mit der Supervisandin und es zeigt sich, dass mit der direkten Nachfrage Versagensängste ausgelöst wurden, die ihre Wurzeln in Erfahrungen aus der Schulzeit mit Mobbing und Ausgrenzung hatten. Die Situation hat bei der Supervisandin Schamgefühle ausgelöst, die ihre Ursachen in Erlebnissen hatten, die jahrelang zurücklagen. In der Einzelberatung konnte der Zusammenhang aufgelöst und Überlegungen angestellt werden, diese schmerzlichen Erfahrungen aufzuarbeiten.

Marks (2016, 2017) unterscheidet zwischen einer personalen und einer strukturellen Ebene der Missachtung. Bisweilen wird die Scham von den Betroffenen gar nicht (mehr) bewusst wahrgenommen, weil sie zu einem selbstverständlichen Teil der eigenen Biografie oder Kultur geworden ist. In der Folge entzieht sie sich der Chance einer konstruktiven Bearbeitung und kann sich in unterschiedlichen Formen der Scham-Abwehr manifestieren.

Traumatische Scham – als schmerzlichste Form, beschämt zu werden – kann durch eine einzelne extrem intensive und schmerzhafte Erfahrung (Trauma) entstehen oder aber durch eine Vielzahl erniedrigender Erfahrungen, die sich als kumulativ-traumatische Beziehungsmuster aufaddieren (Marks 2016).

Aus der Traumaforschung ist bekannt, dass Überlebende traumatischer Erfahrungen häufig mit massiven Schamgefühlen zurückbleiben. Im Rahmen einer Studie zum Thema „Alter und Trauma“ (Weidner et al. 2016, S. 100) wurde festgestellt, dass das Personal der nächsten Generation der Bewältigung der Traumafolgen keine erwähnenswerte Bedeutung beimaß.

Neueren Schätzungen zufolge haben mindestens 860.000 Frauen im Zweiten Weltkrieg und den Folgejahren Vergewaltigungen erlebt. Die Mädchen und Frauen waren oftmals starkem Leid und schlimmen Erfahrungen ausgesetzt, die sie schwer belastet und traumatisiert haben. Lange Zeit blieb diese Gruppe unauffällig und wurde durch das Selbstbild der gut funktionierenden Kriegskinder verstärkt. Erfahrungen sexualisierter Gewalt sind immer mit Scham- und Schuldgefühlen und Gefühlen der Ohnmacht und Hilflosigkeit verbunden. „Ein Sprechen über Erlebtes fällt den meisten Betroffenen sehr schwer und ist mit vielfältigen Ängsten verbunden" (Weidner et al. 2016, S. 11). Gesamtgesellschaftlich wurde das Thema tabuisiert und wenig wahrgenommen.

Erst seit den 1990er-Jahren findet eine intensivere Auseinandersetzung mit dem Thema der sexualisierten Gewalt gegen Frauen in den nationalsozialistischen Konzentrations- und Vernichtungslagern statt. Frauen erlebten dort spezifische Gewaltformen wie Abrasieren von Kopf- und Körperhaaren – was zwar keinen Schmerz auslöst, aber von vielen Frauen als besonders schockierende und demütigende Erfahrung erlebt wurde, erzwungene Nacktheit bei der Aufnahme und beim Appellstehen, fehlende Menstruationsprodukte, Schwangerschaften und damit verbundene Abtreibungen, Zwangssterilisation bereits bei Mädchen, die noch im Kindesalter waren (zur Vermeidung der Geburt „rassisch minderwertiger" Kinder) sowie Sex-Zwangsarbeit in Lagerbordellen und Vergewaltigungen durch SS-Männer und Wachpersonal. Aus der Traumaforschung ist bekannt, dass sich Opfer sexualisierter Gewalt meist beschämt fühlen, die empfundene Entwertung und Hilfllosigkeit können das Selbstwertgefühl erheblich beschädigen. Angst, Scham und Schuld spielen dabei bedeutsame Rollen. „Viele Frauen entschieden sich dafür, über ihr Schicksal zu schweigen. Dieses Nicht-Sprechen wurde auch dadurch vorangetrieben, dass ihnen kaum jemand zuhören wollte" (Rudolph 2023, S. 61).

Bei der Generation der kriegstraumatisierten Frauen entsteht altersbedingt zunehmend Pflegebedarf. Die Arbeit mit ihnen erfordert spezifische Zugänge, da sie ein besonders intensives Schamgefühl besitzen, sie vielfach Übergriffe auch durch Nahestehende erlebt haben und durch eine Sozialisation geprägt sind, die das Thema Sexualität, sexuelle Aufklärung und sexuelle Selbstbestimmung so gut wie möglich ausgespart hat (Weidner et al. 2016, S. 35). Es ist daher wichtig, Pflegekräfte für diese möglichen Zusammenhänge zu sensiblisieren.

Eine Abgrenzung zwischen (wiederholter) Beschämung und Demütigung ist nicht eindeutig. Wurmser (1998) beschreibt das Gefühl der Demütigung als eine sehr starke Form der Scham. „Demütigung bezeichnet zugleich die Situation selbst, die solch überwältigende Scham hervorruft" (Wurmser 1998, S. 76).

In der Pflege können sich Demütigungen z.B. durch den Ausschluss von Menschen aus der Gemeinschaft zeigen oder der „Verdinglichung des Menschen im Sinne einer Depersonalisierung" (Friesacher 2008 zit. in Adam-Pfaffrath 2014, S. 63). Beispiele sind die Verletzung der Privatsphäre als Einschränkung der Autonomie oder lückenlose Kontrollmechanismen wie z.B. Anforderungen der Dokumentation von Stuhlgang, Körpertemperatur, Gewicht. Diese Tendenzen sind Bestandteil institutioneller Rahmenbedingungen und kennzeichnen die beruflichen Tätigkeiten der Pflegekräfte. Auch, wenn diese Dinge zum Teil unvermeidlich sind, kann es nicht ausgeschlossen werden, dass Bewohner:innen dies als Demütigung empfinden.

In Kulturen, die hohen Wert auf technische oder geisteswissenschaftliche Leistungen legen (z.B. USA, Europa, China), führt Versagen im Leistungsbereich zu Schamempfinden, Erfolg zu Stolz (Wurmser 1998, S. 46).

Das Zeigen von Gefühlen kann ebenfalls als schamauslösend erlebt werden und wird noch heute insbesondere bei Männern in weiten Teilen unserer Gesellschaft negativ bewertet. „In vielen Kulturen, die vorwiegend germanischen Ursprungs sind, führt die bloße Äußerung von Gefühlen, besonders von Gefühlen der Zärtlichkeit und von Gemütsbewegungen wie das Weinen, zu Demütigung und Scham […]. Es wird als besonders unmännlich und unpassend erachtet, Weichheit und Güte zu zeigen" (Wurmser 1998, S. 47).

Um die vielfältigen Auslöser von Schamempfindungen übersichtlich darzustellen, haben einige Autor:innen Kategorien gebildet.

Marks (2016, 2017) formuliert vier Grundformen der Scham. Sie stehen in einem engen Zusammenhang mit dem Thema ‚Würde'. Scham entsteht immer dann, wenn Grundbedürfnisse des Menschen missachtet werden. Diese sind das Grundbedürfnis nach

- Anerkennung,
- Schutz und Intimität,
- Zugehörigkeit und
- Integrität.

Lietzmann (2003) identifiziert drei wesentliche Faktoren, die gegeben sein müssen, damit der Mensch sich über etwas Bestimmtes schämt und bestimmte Ereignisse und Eigenschaften zum Schamanlass werden:

- individuell-psychologische Faktoren,
- soziale Faktoren und
- kulturelle Faktoren.

Von ihnen ist abhängig, welches Ereignis oder welche Eigenschaft in welcher Häufigkeit und Intensität auftritt. Bohn (2006) kritisiert, dass Lietzmann die physische Ebene übersieht, die eine wesentliche Größe und spezifische Bedingung für Scham darstellt.

Neckel (2008) bildet ebenfalls drei Kategorien. Sie lassen sich unterscheiden im Hinblick auf

- den Körper (der Mensch in seiner physischen Natürlichkeit),
- die Persönlichkeit (die selbstbeanspruchte Identität) und
- den Status (die soziale Wertschätzung).

Dabei tritt die beschämende Wirkung sozialer Herabsetzung am Körper am stärksten hervor (Neckel 2008). Je nach Zuschreibung (gesund oder krank, schön oder hässlich, dick oder dünn usw.) wird dies der Person als Verdienst oder Makel des eigenen Seins und sichtbarer Ausdruck innerer Wesensmerkmale zugerechnet.

Aus der Darstellung der verschiedenen Kategorienbildungen, die keineswegs vollständig ist, wird deutlich, dass die Vielfalt möglicher schamauslösender Anlässe nahelegt, sie in eine Systematik zu überführen. Je nach fachlichem Hintergrund (z.B. psychologisch, soziologisch, therapeutisch, pflegerisch) setzen die Autor:innen dabei unterschiedliche Schwerpunkte. Somit hat jede Kategorienbildung ihre Berechtigung und ist im Kontext der Profession des Autors/der Autorin einzuordnen.

Empathische Scham und Fremdschämen

Empathische Scham ist die Scham, die wir mitfühlen, wenn wir Zeuge der Scham eines Mitmenschen sind, etwa, wenn dieser erniedrigt wird (Marks 2011). Marks erachtet sie als bedeutsam für das Zusammenleben, weil sie zu Mitgefühl, Solidarität und Freundschaft befähigt. Für die Entstehung liefern u.a. neurobiologische Forschungen entsprechende Erklärungsmodelle.

Das Schamgefühl überschreitet Grenzen und überträgt sich auf die Schamzeug:innen. Allein das Teilhaben an einer Schamszene kann bereits schamauslösend sein. Landweer (2016) spricht von Mit-Scham und ordnet sie den großen Sympathiegefühlen zu, jenen Emotionen, die Anteil an den Gefühlen anderer nehmen. Die beschämte Person gilt in erster Linie als Opfer, das es zu bedauern gilt.

Nicht selten lasse sich beobachten, dass selbst feindlich gesinnte Gefühle gegenüber einer Person in den Hintergrund treten, wenn offensichtlich ist, dass ihre Würde verletzt und sie bloßgestellt wurde. Gefühle wie Wut, Ärger und Aggression, die gegen die Person gerichtet waren, werden durch Mitleidsgefühle ersetzt. Lähmend greift die Betroffenheit auf die Scham-Zeug:innen über, die schweigend zurückstehen und, selbst ohnmächtig, die oder den Beschämte:n isoliert stehen lassen. Oder aber es kommt zu positiven Reaktionen der Scham-Zeug:innen, die sich durch Mitleid, Akzeptanz, Sympathie und die Bereitschaft, Hilfeleistungen zu erbringen, zeigen.

Fremdscham hingegen wird beschrieben als die Scham, die stellvertretend für eine andere Person eintritt, die sich selbst nicht schämt (Bohn 2006; Hilgers 2013; Bohn 2015) und kommt auch im Bereich der Pflege häufig vor (Bohn 2015). Sie stellt sich beispielweise ein, wenn sich eine Pflegekraft für das Handeln ihrer Kollegin schämt oder mitbekommt, dass eine andere Pflegekraft in unangemessener Weise mit Angehörigen spricht. Es ist die Scham über die Nicht-Scham anderer. Fremdschämen wird zum sozialen Akt.

Wir schämen uns insbesondere für Menschen, mit denen wir uns identifizieren und die uns emotional nahestehen. Dazu zählen beispielsweise Lebenspartner:innen, Eltern oder Kinder. Im Kontext stationärer Altenpflege bedeutet dies, sich z. B. stellvertretend für unangemessene Verhaltensweisen zu schämen, die ein:e demenziell erkrankte:r Angehörige:r zeigt (Dreitzel 1998 zit. in Bohn 2015).

Immenschuh und Marks (2017) weisen darauf hin, wie wichtig es ist, dass Pflegende ihre Schamgefühle nicht ausblenden. Die Gefahr besteht darin, dass unbewusst zu viel Scham der Pflegebedürftigen empathisch aufgenommen wird und sie ihrerseits von diesem Gefühl überflutet werden. Die Chance mitgefühlter Scham sieht Marks (2017) als „Tür zu einem tieferen Verständnis" (Marks 2017, S. 47), was jedoch voraussetzt, dass man die Scham erkennt, versteht und bewusst mit ihr umgeht.

Schamlosigkeit und Schamverlust

Schamloses Verhalten kann als eine besondere Form der Schamabwehr gesehen werden.

Im schamlosen Verhalten wird ein Wunsch oder Bedürfnis möglicherweise dadurch abgewehrt, dass er ins Gegenteil verkehrt und nach außen demonstriert wird. Schamlosigkeit entsteht hier nicht aus einem Mangel an Werten, sondern aus dem Widerstand gegen diese. „Es wird als Schwäche empfunden, Ideale, Gewissensnormen und Werte zu vertreten [,] […] aus diesem Grund werden sie abgewehrt" (Marks 2016, S. 86).

Scham zu empfinden begleitet uns ein Leben lang in der Entwicklung unserer Identität. Ein gewisses Maß an Schamtoleranz kann daher als „gesunde Ich-Leistung" (Hilgers 2013, S. 21) gesehen werden. Das Fehlen von Schamgefühlen führt zu kritikresistentem Größenselbst, zu antisozialem Verhalten und destruktivem Agieren (Hilgers 2013).

Verschiedene Autor:innen messen der Schamlosigkeit unterschiedliche Bedeutungen zu.

Immenschuh (2018) sieht eine würdevolle Pflege nur dann gewährleistet, wenn es gelingt, hinter den Abwehrmechanismen, auch in der Schamlosigkeit, die Scham zu erfühlen und zu achten.

Thiersch (2007) stellt die Frage, ob in unserer Gesellschaft nicht bereits das Empfinden von Scham Anlass für Scham ist. Schamlosigkeit wäre somit ein modernes, zeitgemäßes Verhalten. Es wird erwartet, dass man mit seinem Leben zurechtkommt, seine Möglichkeiten sieht und sich in Szene setzt „Scham als Indiz, dass solche Bejahung nicht gelingt, muss Anlass zu einem Lernen sein, das Scham überflüssig macht. Scham wäre das irritierende Zeichen eines nicht zu bewältigenden Lebens" (Thiersch 2007, S. 51). In der Folge präsentiert man ‚schamlos' Mängel und Defizite der eigenen Lebenswelt. Der Wegfall traditioneller Schamgrenzen führt dazu, sich selbst mit all seinen Eigenarten (pervers, dramatisch, freudig) in Medien, im Fernsehen und im Internet zu demonstrieren. Es gibt kein Tabu mehr. Die Gesellschaft soll sehen, wie jemand ist. Daran zu leiden, sich zu schämen, wäre feige.

Hell (2018) befasst sich ebenfalls mit dem (vermeintlichen) Phänomen der Schamlosigkeit in unserer Gesellschaft. Er stellt fest, dass die Vielfalt in unserer Gesellschaft zu einer großen Bandbreite an Einstellungen und Reaktionsweisen führt. So nehmen bestimmte Schamformen und -anlässe tendenziell ab (Beispiel: uneheliche Kinder, Homosexualität), andere zu. Sie sind nicht einfach verschwunden, sondern haben heute andere Auslöser oder zeigen sich in anderer Weise als früher.

Im Sektor der stationären Altenpflege lassen sich spezifische Aspekte ableiten, die als Erklärungsmodelle für den Schamverlust pflegebedürftiger Bewohner:innen dienen:

- Schamlosigkeit kann dadurch entstehen, dass Menschen nicht (mehr) über ein gewisses Mindestmaß an Selbsterkenntnis verfügen, insbesondere bezüglich der eigenen Person und ihrer möglichen Unzulänglichkeiten.

Scham als selbstreflexive Emotion und Resultat komplexer kognitiver Aktivitäten setzt die Bewertung des Schamerlebnisses durch die betroffene Person voraus. Sie entscheidet darüber, ob eine Situation als schambesetzt erlebt wird. Demenzielle Veränderungen können dazu führen, dass es zu einer mangelnden Fähigkeit in der Selbstdistanz kommt.

- Für das Verständnis der imaginären Lebenswelt älterer Menschen beobachtet Kipp (1992) drei Formen der Regression (Ich-Regression, Objekt-Regression und Libido-Regression). Dabei ist insbesondere die libidinöse Regression, die sich z.B. durch Einnässen, Einkoten zeigen kann, nicht zwangsläufig mit Scham verbunden und zeigt sich in Schamverlust.

- Schamverlust kann aber auch als Abwehr von Schamempfinden entstehen. Abwehrfunktionen sind ambivalent. Einerseits verhindern sie die Möglichkeit, sich mit dem eigentlichen Gefühl der Scham zu befassen, andererseits sind sie im Pflegealltag bisweilen sinnvoll, hilfreich und notwendig.

Der Verlust von Scham kann sich in bestimmten Fällen auch als Zeichen von Solidarität deutlich machen. Kollektive Schamerfahrungen können dazu beitragen, sich zu engagieren und auf beschämende Ereignisse, Situationen, Erlebnisse hinzuweisen.

In den vorangegangenen Kapiteln erfolgte eine Annäherung an das Phänomen Scham aus verschiedenen Blickwinkeln. Sie stellen die Grundlage für eine Forschung dar, die den Anspruch hat, sich wissenschaftlich mit Scham im Kontext stationärer Altenpflege zu befassen.

7 Schamphänomene in der stationären Altenpflege – Forschungsergebnisse

Überblick über Ansatz und Vorgehen

Im folgenden Teil geht es darum, Schamerfahrungen der Akteur:innen (Bewohner:innen, Pflegekräfte, Angehörige) im System stationärer Altenpflege zu identifizieren und deren Umgang damit miteinander in Beziehung zu setzen. Ziel ist ein besseres Verständnis für die Entstehung der Emotion und das Aufzeigen der Auswirkungen im pflegerischen Alltag. Es geht darum, zur Entwicklung eines konstruktiven Umgangs mit der Emotion beizutragen und durch den Erkenntnisgewinn Bemühungen für einen würdevollen Umgang mit den pflegebedürftigen Menschen zu unterstützen. Gleichzeitig würdigt sie die Emotionsarbeit der Pflegekräfte.

Die folgende Tabelle ermöglicht einen Überblick über das Vorgehen und die Umsetzung innerhalb des jeweiligen Forschungsansatzes:

Methodischer Ansatz	Vorgehen und Umsetzung
Ethnographische Feldforschung	Auswahl der Einrichtung und Kontaktaufnahme (telefonisch, E-Mail)
	persönlicher Besuch (Kennenlernen, Informationen über die Einrichtung, inhaltliche und organisatorische Absprachen zum Forschungsprozess innerhalb der Einrichtung)
	teilnehmende Beobachtung
	Entwicklung von Fragen für leitfadengestützte, problemfokussierte Einzelinterviews

Methodischer Ansatz	Vorgehen und Umsetzung
Konstruktivistische Grounded Theory und Interventionsforschung	Einzelinterviews mit Bewohner:innen, Mitarbeitenden und Führungskräften und erste Auswertung (initial coding) Gruppendiskussion (Vorstellung der Ergebnisse)
	Auswertung und Kodierung der Gruppendiskussion
	Literaturrecherche und Auswertung von Forschungsergebnissen Kategorienbildung (axiale und selektive Kodierung)
	Theoretical coding
Darstellung der Ergebnisse und Verschriftlichung	Zusammenführung theoretischer und empirischer Erkenntnisse
	Anfertigen der Dissertation

In der praktischen Forschungsarbeit wurden folgende Fragen beantwortet:[2]

- Welche Auslöser von Schamerleben gibt es im Bereich der stationären Altenpflege bei Bewohner:innen, Mitarbeitenden und Angehörigen?
- Wie wird auf Schamaffekte individuell, interaktionistisch (zwischen den jeweiligen Zielgruppen) und organisational reagiert?
- Welche Gemeinsamkeiten und Unterschiede gibt es im Erleben und Verhalten bei der jeweiligen Zielgruppe?

Gruppendiskussionen

Nach einer ersten Auswertung der Einzelinterviews bot es sich an, im Sinne der Interventionsforschung Gruppendiskussionen mit den verschiedenen Zielgruppen (Bewohner:innen, Pflege- und Führungskräfte) zu führen.

Das Vorgehen zeigt auf, wie es gelingen kann, heikle Themen auch im Alltag stationärer Altenpflege besprechbar zu machen. Was zunächst als „schwieriges Thema“ erschien, führte gerade in der Diskussion mit den Bewohner:innen zu einem nahezu unbeschwerten, aber durchaus ernsthaften Austausch.

In einem moderierten Diskussionsprozess wurden die Kernthemen aus den Einzelinterviews anhand eines fiktiven Tagesablaufs (vom morgendlichen Aufstehen bis zum Zubettgehen) aufgezeigt. Zum besseren Verständnis

2 Methodisches Vorgehen Online-Material unter www.lambertus.de/schamkompetenz

und um den Kommunikationsprozess lebendig und anschaulich zu halten, kamen für die Diskussion mit den Bewohner:innen Symbole und Pictogramme auf Bildtafeln zum Einsatz. Sie regten zu Erzählungen und Kommentierungen an. Um in der Gruppendiskussion eine Interaktion auf Augenhöhe zu gewährleisten sowie zu verhindern, dass die Teilnehmenden den Eindruck gewannen, es handele sich um einen Vortrag (themenbezogene Vorträge durch externe Referent:innenen gehörten zum Alltag der Einrichtung), wurde auf den Einsatz einer PowerPoint-Präsentation verzichtet.

Memos

Die Anfertigung sog. Memos sind in der Methode Grounded Theory Teil des Forschungsvorgehens. Gemeint sind Notizen, Fragestellungen, die den Forschenden während des Forschungsprozesses in den Sinn kommen.

An dieser Stelle werden aus der Vielzahl der Notierungen einige ausgewählt, die den Forschungsprozess besonders eindrücklich prägten.

Memo: „… die haben kein Schamgefühl"

Lange Zeit hob ich mir einen Beitrag eines Einrichtungsleiters auf, der sich mit dem Schamgefühl von Menschen mit Behinderung und dem Umgang der Mitarbeitenden kritisch auseinandersetzte.

Anschaulich zeigt er auf, dass Menschen mit Behinderung, die seit vielen Jahren in einer stationären Einrichtung der Behindertenhilfe leben, kein Schamgefühl zeigen können, weil die Haltung der Mitarbeitenden und die Rahmenbedingungen es ihnen unmöglich machen, dieses überhaupt zu entwickeln. Das Personal hingegen argumentierte, dass behinderte Menschen kein Schamgefühl besitzen und legitimierten damit Verhältnisse, die heute, 20 Jahre später, nahezu unvorstellbar sind.

Zur Veranschaulichung ein Auszug aus dem Dokument: „Vorausgegangen war ein längeres Gespräch, in dem es um die fehlende Intimsphäre im Bad/WC-Bereich der Förderhausgruppe im allgemeinen und dieser Förderhausgruppe im Besonderen ging. Ich hatte die Badsituation problematisiert. Ich hatte die Gruppenleitung gefragt, ob es zwingend notwendig sei, dass im Bad mehrere Bewohner und Bewohnerinnen gleichzeitig gewaschen werden. Ob es notwendig sei, dass mehrere Bewohner und Bewohnerinnen gleichzeitig und ohne Sichtschutz auf den Toiletten sitzen müssten.

Oder, ob es wirklich unvermeidbar sei, dass, wenn jemand in der Badewanne liege, zur selben Zeit mehrere andere Bewohner im selben Raum auf den offenen Toiletten säßen. Und ich hatte gefragt, warum, wenn ein Mitarbeiter eine nackte Bewohnerin dusche, sich währenddessen mehrere angezogene Mitbewohner ebenfalls im Bad aufhielten … Es hieß auch: Die haben kein Schamgefühl. Die stören sich nicht daran. Hier geht es um das Menschenbild. Die Folgen sind schwerwiegend."

Memo: ‚Übertragung' und Berührtheit

Am Rande meiner handschriftlichen Notizen in der Phase der teilnehmenden Beobachtung notierte ich: „Übertragung erinnert mich an meine Mutter."

Erfreulicherweise lebt meine Mutter als rüstige Witwe nach wie vor in ihrem Einfamilienhaus. Sie ist mittlerweile über 80 Jahre alt. Im offenen Café am Sonntagnachmittag saß eine Frau allein an einem Nachbartisch. Sie suchte das Gespräch mit mir. Sie habe sich mit dem Leben im Altenheim arrangiert, aber die Trauer bleibe. Sie weint. Ihr Aussehen erinnerte mich sehr an meine Mutter. Auch mir kamen die Tränen. Ich schämte mich dafür. Ich dachte, dass ich als „Wissenschaftlerin" doch distanzierter sein müsse, ich mich nicht von den Emotionen ‚anstecken' lassen dürfe.

Das Ausbalancieren von Berührtheit und Distanz zog sich durch den gesamten Zeitraum der empirischen Forschung (Interviews, Gruppendiskussion). Die innere Fokussierung auf meinen wissenschaftlichen Auftrag, das Anfertigen handschriftlicher Notizen und die Konzentration auf die konkreten Interviewfragen im Kontakt mit den Gesprächspartner:innen ermöglichten mir eine emotionale Distanzierung.

Auf der Meta-Ebene trugen Intervision, Supervision und Forschungskolloquien dazu bei, die beiden Pole zwischen „Berührtheit und Distanzierung" in eine Balance zu bringen. Möglicherweise standen meine Herausforderungen auch stellvertretend für die Dynamik, die eine Beschäftigung mit dem Thema Scham in Organisationen mit sich bringt.

Memo: ‚Psychohygiene'

Die räumliche Entfernung zwischen meinem Wohnort und der Einrichtung, in der die empirische Forschung erfolgte, machte es erforderlich, die Besuche mit einer oder mehreren Übernachtungen zu verbinden.

Bereits ab dem ersten Besuch war mir bewusst, dass ich eine Unterkunft benötigen würde, die es mir ermöglicht, räumlichen und emotionalen Abstand von meiner Forschungstätigkeit im Pflegeheim zu finden. Ich war sehr erleichtert, ein stilvolles und gemütliches Hotel zu finden, das diesen Ansprüchen genügte. Meist nahm ich nach meinem Aufenthalt im Pflegeheim zuerst eine Dusche. Die Landschaft lud zu Spaziergängen durch die Natur ein. Das Hotel wurde für mich zu einem Ort der Erholung, sodass ich die Einrichtung mit neuer Energie aufsuchen konnte.

Ich machte mir Gedanken was meine persönlichen Erfahrungen für die Forschungsthematik bedeuten. Im Interviewleitfaden nahm ich daher eine Frage auf, die sich darauf bezog, welche individuelle Form der Psychohygiene die Mitarbeitenden für sich gefunden hatten.

Memo: ‚An-sprechen und be-sprechen'

In meinem Forschungstagebuch hatte ich notiert: „Scham zu thematisieren kann genial sein, es kann aber auch brutal sein." Es sei ein ‚schweres Thema', das erst besprechbar ist, wenn die Beziehung stabil und die Beraterin selbstsicher in der Bearbeitung ist.

Das gab mir zu denken. Wie kann es mir gelingen, in den Interviews Vertrauen herzustellen? Diese Frage beinhaltete auch eine ethische Dimension der Forschung. Ich stellte viele Überlegungen im Vorfeld zur der Frage der Interviewführung (Anonymisierung, Räumlichkeiten, Zeitpunkt, Dauer, Einstieg, Ende) an, die sich als konstruktiv erwiesen. Zunehmend gewann ich Sicherheit in der Thematik und konnte gezielt, aber behutsam meine Fragen im Interviewgespräch formulieren.

Aus den Gesprächen habe ich den Eindruck gewonnen, dass es den Interviewpartner:innen, insbesondere in den Einzelinterviews, leicht gefallen ist, über Schamerlebnisse und den Umgang damit zu sprechen.

Memo: ‚Schambiografie'

Ich hatte mir vorgenommen, in meiner kollegialen Supervisionsgruppe den Einstieg in die Interviews zum Thema Scham vorzustellen und zu erproben. Methodisch hatte ich Fragen vorbereitet, die ich den Kolleg:innen stellte.

Ich wählte den Einstieg mit biografischer Selbsterforschung. Zum Beispiel: An welche Schamerlebnisse in Deiner Kindheit/Jugend/im Erwachsenenalter erinnerst Du Dich? Wann ist es Dir gelungen, zum ersten Mal darüber zu sprechen?

Die Rückmeldungen waren eindeutig: Das Vorgehen ist zu frontal, zu direkt. Es braucht einen wertschätzenden Einstieg, der weniger konfrontativ ist.

Für die Bearbeitung des Themas in Gruppen (z. B. Teamsupervision) hielten die Kolleg:innen es für passender, einen indirekten Einstieg zu wählen (z. B. freie Assoziation zum Begriff Scham) oder mit einem fachlichen Input zu starten.

Diese Erfahrung machte mir bewusst, dass die Besprechbarkeit von Schamerlebnissen im Gruppenkontext noch sensibler ist als im Einzelgespräch. Es zeigte mir auch, dass es leichter gelingt, empathisch über mögliche Scham-Erfahrungen anderer zu sprechen als über eigene Erlebnisse.

Theorie Memo ‚Selbstwertprobleme'

Der Forschungsprozess sieht auch die Bildung sog. Theorie-Memos vor. Gemeint sind aufkommende Fragestellungen, die eine theoretische Beschäftigung erforderlich machen. In der vorliegenden Forschung ging es um die Thematik „Selbstwertprobleme".[3]

Stavemann (2013, 2018) unterscheidet drei Problembereiche, die er für die Entstehung nicht-organischer, psychischer Probleme verantwortlich sieht:
- Selbstwertprobleme,
- Frustrationstoleranzprobleme und
- existenzielle Probleme.

Befasst man sich mit seiner Theorie, so wird schnell deutlich, dass es insbesondere Selbstwertprobleme sein könnten, die ursächlich für das Entstehen von Schamgefühlen sind. Gleiches gilt auch umgekehrt: Schamgefühle können durch ein geringes Selbstwertgefühl ausgelöst werden.

Unter Selbstwert bzw. Selbstachtung wird das Gefühl für die eigene menschliche Würde verstanden. Es sind Gedanken und Gefühle, die die Selbsteinschätzung oder das Selbstbildnis betreffen (Noelle 2016).

---

3 Die Ausführungen sind der Dissertation wörtlich entnommen.

Ähnlich analysiert Bauer (2015), dass der gesellschaftliche Stil der Selbstdarstellung in Verbindung mit dem gesellschaftlichen Druck, erfolgreich sein zu müssen, Menschen in Bezug auf ihr Selbstwertgefühl sehr fragil macht. Sie geht davon aus, dass das Gefühl, das mit dem Zusammenbrechen „grandioser Phantasien" (Bauer 2015, S. 31) einhergeht, Scham ist.

Stavemann (2018) differenziert zwischen Gefühlen, die wir als angenehm (Freude, Zuneigung), als neutral (Gleichgültigkeit) oder als unangenehm empfinden. Zu den Letztgenannten zählt er Angst, Ärger, Scham, Trauer, Abneigung und Niedergeschlagenheit. Sie entstehen durch die Art und Weise unseres Denkens und Einschätzens (bewusst oder unbewusst) und durch verinnerlichte und spontane Werturteile (Stavemann 2018, S. 34).

Wenngleich sich Stavemann (2018) auf die Behandlung psychischer Störungen und Probleme bezieht, so kann sein Konzept auch hilfreich für das Verstehen von Scham sein.

Steht hinter einer psychischen Störung eine Selbstwertproblematik, so beziehen sich die krankmachenden Denkweisen auf Regeln oder Eigenschaften, die den Verlust eigener Wertigkeit bedeuten. Sie sind sozial und kulturell vermittelt und besonders stark von familiären und kulturellen Einflüssen, Moralvorstellungen und Erziehungsnormen geprägt. Befürchtungen und soziale Ängstlichkeit beziehen sich besonders stark auf drohenden Selbstwertverlust, wenn er sich auf unzureichende Ergebnisse z. B. im Hinblick auf Leistung, Anerkennung, Beliebtheit und Besitz bringt. „Ist der Werteverlust aus Sicht des Betroffenen bereits eingetreten, dominieren Scham, depressive Störungsbilder [...] als typische Symptome" (Stavemann 2018, S. 23).

Der Anteil einer zugrunde liegenden Selbstwertproblematik einer lerngeschichtlich erworbenen psychischen Erkrankung liegt in der ambulanten Psychotherapie von Erwachsenen bei 80 % und ist damit die am häufigsten vorkommende Ursache (Stavemann 2018, S. 25).

Bringt man seine Theorie darüber hinaus in Verbindung mit der Häufigkeit depressiver Symptomatik im Alter, so kann eine Trias zwischen Selbstabwertung, Scham und Depression angenommen werden.

Riedel-Heller (2016) verweist auf aktuelle Studien, die eine Prävalenz von 17,1 % (Luppa et al. 2012 zit. in Riedel-Heller 2016) bzw. 19,5 % (Volkert et al. 2013, zit. in Riedel-Heller 2016) depressiver Symptome bei über 75-Jährigen nachweist. Sie erfährt eine Zunahme bis ins hohe Alter (Sutin 2013 zit. in Riedel-Heller 2016).

Die Ausführungen werfen die Fragestellung auf, ob unbearbeitete Schamkonflikte pflegebedürftiger Menschen möglicherweise auch mitverantwortlich für das Entstehen depressiver Erkrankungen sind.

Memo: ‚alle Zeit der Welt …'

Im Nachklang zu meiner Feldforschung, in der ich drei Tage in der Altenpflege-Einrichtung hospitiert hatte, verfasste ich ein Essay über das Thema „Zeit". Ich zitiere an dieser Stelle einige Auszüge.

„Mitten aus der Hektik meines beruflichen Alltags bin ich in einer Welt gelandet, in der Zeit eine andere Bedeutung hat als in meiner. Wie oft wünsche ich mir, mehr Zeit zu haben für meine Familie, meine Freunde, meine Interessen. Ich liebe verregnete Sonntage mit einem Buch auf dem Sofa. Welcher Luxus, nichts tun zu müssen. Manchmal nehme ich mir diese Freiheit und genieße die Zeit …

Und im Altersheim? Eine Bewohnerin hat mir gegenüber geäußert: ‚Wissen Sie, junge Leute haben ihr Leben noch vor sich. Sie schauen nach vorn. Uns bleibt nur der Blick zurück.' Was bedeutet ‚Zeit haben' im Altersheim? Ist es – genau genommen – nur noch das Warten auf den Tod? Ist es Aufgabe des Altersheims, dieses Warten möglichst angenehm zu gestalten?

Eine andere, demente Bewohnerin äußerte ständig in laut jammerndem Ton: ‚Ich will in mein Bett, ich will nur in mein Bett. In alle Ewigkeit!' – was will sie damit sagen? Hat sie mit ihrem Leben abgeschlossen? Wartet sie auf die ‚ewige Ruhe'?

Meine persönliche Freiheit im Umgang mit der Zeit ist es, mir Pausen und Entspannung zu gönnen. Im Altersheim geben im Wesentlichen die Mahlzeiten die Struktur im Tag vor. Eingebettet in die pflegerischen Abläufe. Und ansonsten? Warten … Auf den Pfleger, auf die nächste Mahlzeit, auf Besuch, darauf, dass es etwas zu tun gibt … ‚Wissen Sie, ich schäl immer das Gemüse und hol die Zeitung für Herrn …' Der Zeit einen Sinn geben.

Alle Zeit der Welt, in einer Welt in der nichts passiert. Wie entlastend, dass ich erlebt habe, dass wenigstens Zeit für die Pflege da ist. Dass man sich Zeit nimmt zu fragen: „Möchten Sie heute lieber duschen oder am Waschbecken gewaschen werden? Welchen Pulli möchten Sie anziehen?“

Aber natürlich erlebte ich auch den Zeitdruck mit: Ständig klingelte das mobile Telefon in der Tasche. Schnell zur Kollegin, um ihr behilflich zu sein, jemanden aus dem Bett zu heben. Wieviel Freiheit haben die Mitarbeitenden im Umgang mit ihrer Zeit? Wenn ihr Dienst nach acht Stunden zu Ende ist, tickt dann die Uhr anders? Selbstbestimmter?

Für die Bewohner:innen bleibt die Zeit gleich. Tag für Tag, Nacht für Nacht. Sie haben alle Zeit der Welt und sind doch in ihr gefangen. Mal eben schnell … – das geht nicht. Oft bleibt nur der Druck auf den Klingelknopf. Hoffen, dass jemand kommt. Und wieder: warten.

Wie das wohl ist? Gewöhnt man sich an dieses Nichtstun? Von einem bin ich überzeugt: Zeit zu haben ist hier kein Ausdruck von Freiheit. Es fühlt sich eher danach an, dass die Zeit nicht vergeht. Wie oft habe ich auf die Uhr geschaut und mich gewundert, dass erst Minuten verstrichen waren. Alle Zeit der Welt in einer sinnlosen Zeit? Oder ist das der Sinn, dass das Leben ein gutes Ende findet?

Alle Zeit der Welt zu haben, ist im Altersheim kein Genuss. Es ist vielmehr der (unfreiwillige) Verzicht auf die Freiheit, selbst über seine Zeit verfügen zu können.

Schließen möchte ich meine Gedanken mit meiner Wertschätzung für die Mitarbeiter:innen. Sie sind es, die der verbleibenden Lebenszeit im Altersheim Sinn geben, die ‚alle Zeit der Welt‘ in der letzten Lebensphase gestalten.“

Begrenzheit der Forschungsergebnisse

Wie bereits dargelegt, hängt das Auftreten von Schamgefühlen von verschiedenen Faktoren ab: von persönlichen, lebensgeschichtlich begründeten, von kulturellen Normen und Wertvorstellungen und von Kontextbedingungen. Es ist in der Folge unabdingbar, dass schamauslösende Anlässe stets auch durch den aktuellen *Zeit-Geist* geprägt sind, der einem kontinuierlichen Wandel unterliegt. Dies wurde in den Interviews immer wieder deutlich, wenn die Bewohner:innen einen Einblick in ihre Lebensgeschichte gaben und rückblickend über Scham-Erfahrungen sprachen, die sie zum Zeitpunkt des Interviews amüsierten oder auch irritierten.

Die vorliegenden Forschungsergebnisse zeichnen sich durch eine hohe Praxisrelevanz für das Feld der stationären Altenpflege aus. Gleichzeitig sind sie jedoch auch mit Bescheidenheit im Hinblick auf ihre zeitliche Limitierung (Begrenztheit) zu bewerten. Eine Theorie schamauslösender Aspekte ist immer auch ein Spiegel der *Wertvorstellungen* in einer Gesellschaft.

Die Fokussierung auf den Forschungskontext Scham brachte es mit sich, dass emotional positiv besetzte Emotionen wie z.B. Zufriedenheit und Wohlbefinden im Wesentlichen als Einstiegsfragen gewählt wurden, um auf das Thema Scham zu sprechen zu kommen. Die Forschungsergebnisse *vernachlässigen die positiven Äußerungen* der Interviewpartner:innen über die Qualität der Einrichtung und der Pflegekräfte.

Als weitere Limitation ist anzuführen, dass die *Perspektive von Angehörigen* nicht umfänglich berücksichtigt werden konnte, da sich niemand zur Teilnahme an einem Interview oder der Gruppendiskussion finden konnte. Die Sicht der Angehörigen konnte dadurch einbezogen werden, dass einige Pflegekräfte Angehörige in der Einrichtung hatten oder gehabt hatten.

Eine Begrenzung ergibt sich auch im Hinblick auf die *Auswahl der Interviewpartner:innen*. Die Bewohner:innen wurden von den Pflegekräften angefragt. Als Auswahlkriterium wurden Freiwilligkeit und Kommunikationsfähigkeit genannt. Inwiefern die Befragten auch an Demenz erkrankt waren, lässt sich nicht einschätzen. Die Perspektive demenziell Erkrankter ist ansatzweise durch die Einschätzung der Pflegekräfte repräsentiert.

Die Einzelfallanalyse ermöglicht keine Aussagen über *geschlechtsspezifische Phänomene im Schamerleben oder im Umgang damit*. In dieser Hinsicht ist das Forschungsergebnis limitiert.

Scham steht in engem Zusammenhang mit der persönlichen Sozialisation und kulturellen Prägung. Als Limitation ist daher zu bewerten, dass weder Bewohner:innen noch Pflegekräfte aus *anderen kulturellen Kontexten* an den Erhebungen beteiligt waren.

Die folgenden Schlüsselkategorien liefern Erklärungsansätze für das Entstehen von Schamgefühlen in der stationären Altenpflege und den Umgang mit der Thematik. Schamauslösende Anlässe lassen sich nicht per se auf alle Menschen übertragen. Dennoch begründet das Forschungsvorgehen, dass die Erkenntnisse eine über den Einzelfall hinausgehende Bedeutung haben.

Selbstreflexivität der Forschenden

Eine wissenschaftliche Beschäftigung mit einem emotional besetzten Thema wie der Scham erfordert einerseits die Fähigkeit, sich darauf einzulassen, andererseits die Kompetenz, sich zu distanzieren, sowohl im Interesse der Wissenschaft, wie auch zum eigenen, persönlichen Schutz.

Breuer (2019) spricht von der „Herzblut-Komponente" (Breuer 2019, S. 91) des Forschungsanliegens. Häufig gehen Themen, die qualitativ bearbeitet werden, den Forschenden nahe. Sie verbinden ein Anliegen und Engagement damit. Diese subjektiven Voraussetzungen können einerseits dazu führen, dass sich der Blick verengt, andererseits geschärfte Sensibilisierung, Spürsamkeit und Differenzierungsvermögen mit sich bringen.

Während des gesamten Forschungsprozesses wurde ich immer wieder selbst mit der Thematik Scham konfrontiert. Sei es persönlich oder auf struktureller Ebene. Gespräche mit Kolleg:innen und Freund:innen halfen mir bei der Bearbeitung der Erfahrungen.

Der gesamte Forschungsprozess war von Ambivalenzen gekennzeichnet. Mal faszinierte mich das Thema, mal erschreckte mich die Dynamik, die davon ausging. Mal stieß ich auf großes Interesse, mal auf Ignoranz. Nie ließen mich Schamerlebnisse kalt, die mir Menschen erzählten. Ich erlebte die Intersubjektivität der Scham am eigenen Körper. Ich spürte aber auch die Befreiung, wenn man über Schamerfahrungen sprechen konnte, sie mit mir oder anderen teilte. Breuer (2019) beschreibt diesen Affekt zutreffend als die „Resonanzen am eigenen Forschungskörper" (Breuer 2019, S. 118).

Etliche Eindrücke beschrieb ich in persönlichen, selbstreflexiven Memos (s. Kap. 6). Eine Thematik habe ich nachträglich aus meinen Notizen herausgegriffen, die ich während der teilnehmenden Beobachtung angefertigt, aber in der Forschung nicht vertieft habe. Es geht um das Thema Sterben.

Obwohl während der Zeit der Beobachtung eine Frau verstarb und ich mir erklären ließ, wie der Umgang mit der Verstorbenen nach ihrem Ableben in der Einrichtung organisiert ist, fand ich nicht den Mut, im Interview eine für mich irritierende Situation anzusprechen: Während der Verabschiedungsfeier einer Mitarbeiterin im Foyer wurde der Sarg von einem Bestattungsunternehmen abgeholt und vorbeigeschoben, ohne dass jemand Notiz davon nahm.

Ethische Überlegungen

Zunächst stellt das Vertrauen in die Gesprächspartner:innen eine Grundhaltung menschlicher Begegnung dar.

Ich erlebte Bewohnerinnen, die eigens für das Interview Schmuck anlegten und ihr Zimmer einladend gestalteten. Ich wurde wie ein Gast empfangen. Die Begegnungen mit Bewohner:innen und Pflegekräften waren von gegenseitiger Wertschätzung und einem hohen Interesse am Forschungsthema gekennzeichnet.

Ich hatte mir viel Mühe mit der Vorbereitung des Interviewleitfadens gegeben und auch „Probeinterviews" mit Kolleginnen geführt. Die Interviews sollten möglichst nicht zu weiterer Beschämung der Befragten beitragen.

Diese Vorsicht führte dazu, dass ich Wert darauf legte, dass die Atmosphäre eines persönlichen Gesprächs entstand. Ich fragte nach positiven Erlebnissen und Erfahrungen und nahm mir Zeit, Familiengeschichten anzuhören oder Fotos anzusehen. Ich legte großen Wert darauf, die Interviews an einem ungestörten Ort zu führen und eine vertraute Atmosphäre zu schaffen.

Ergebnisse

Aus Gründen der Übersichtlichkeit sind an dieser Stelle lediglich die konkreten Forschungsergebnisse dargestellt und nicht die einzelnen Phasen, die letztlich zu den Ergebnissen geführt haben.[4] Dennoch belegen die wörtlichen Zitate der Interviews (Interviewausschnitte), wie die jeweiligen Kategorien entstanden sind.

4 Die einzelnen Kodierphasen stehen zum Download unter www.lambertus.de/schamkompetenz zur Verfügung.

Gruppendiskussion mit Bewohner:innen

Aus dem Forschungsprozess wird die *Gruppendiskussion mit den Bewohner:innen* beschrieben. Sie kann als Modell dienen, um aufzuzeigen wie in Gruppensettings in der stationären Altenpflege „sensible Themen" im Sinne einer responsiven Interaktion aufgegriffen werden können, um den Bewohner:innen Raum zu geben, persönliche Dinge zu thematisieren. Grundlage ist eine vertrauensvolle Beziehung und eine wertschätzende, von Respekt gekennzeichnete Atmosphäre.

Nachfolgend zeige ich *exemplarisch* drei Beispiele aus der Gruppendiskussion mit Bewohner:innen auf. Die Formulierungen sind wörtlich wiedergegeben. An die Darstellung schloss sich die Diskussion an, z. B.: „Sehen Sie das auch so? Welche Erfahrungen haben Sie?"

PFLEGEHANDLUNG

Es beginnt am Morgen – Sie wachen auf und müssen zur Toilette oder wünschen, dass die Windel gewechselt wird und Sie gewaschen werden, damit Sie zum Frühstück kommen. Und schon geht's los.

- Manche schämen sich dafür, dass ihr Körper nicht mehr so „knackig" ist wie früher.
- Manche schämen sich, dass sich selbst nicht mehr selbst pflegen können und Hilfe benötigen.
- Ganz besonders bei der Intimpflege – z. B. wenn sich jemand den Popo nicht mehr selbst abwischen kann.
- Viele schämen sich wegen Körpergerüchen und -geräuschen.
- Oder sie würden lieber von einer Frau gepflegt werden, aber es ist nur ein junger Pfleger da …

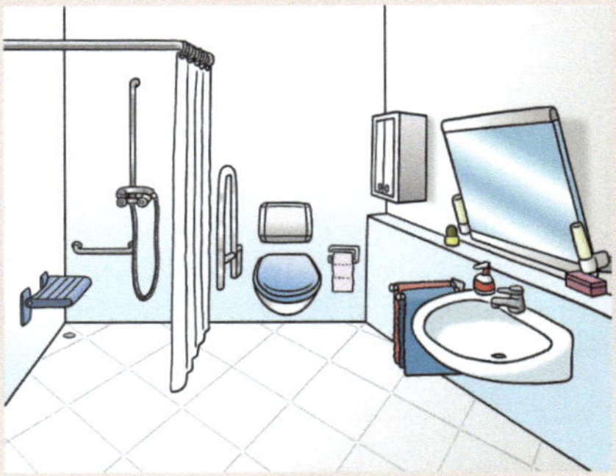

Der Tag geht weiter. Sie sind gewaschen, angezogen, wollen aber noch nicht gleich zum Frühstück, sondern in Ihrem Zimmer noch ein paar Dinge vorbereiten. Das ist für viele eine schwierige Aufgabe, weil sie Schmerzen oder Behinderungen haben und auf Hilfe angewiesen sind.

AUTONOMIE

Autonomie ist ein schwieriges Wort. Es meint, möglichst wenig auf die Hilfe von anderen angewiesen und damit unabhängig zu sein.

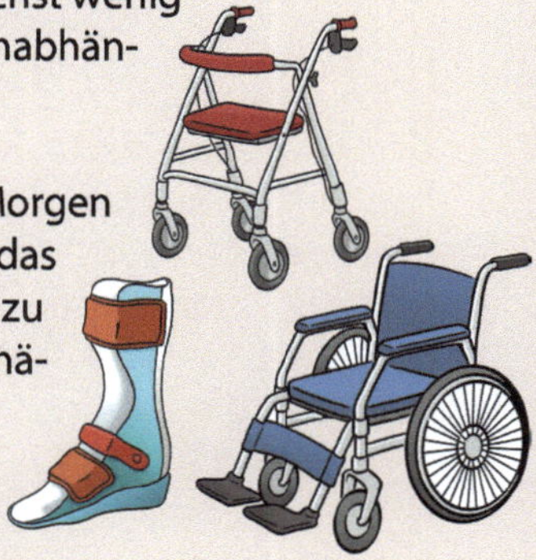

Aber wie ist das für einige im AB-Haus? Es geht am Morgen los und zieht sich aber über den ganzen Tag hin: das Gefühl der Hilflosigkeit, Dinge nicht mehr allein tun zu können. Manche beschreiben, dass sie sich dafür schämen, für alles Hilfe zu benötigen.

Andere schämen sich dafür, wenn es ihnen nicht mehr so gut gelingt, ordentlich zu essen und z. B. immer wieder mal was von der Gabel fällt.

In der Einrichtung haben die Bewohner:innen mit vielen unterschiedlichen Pflegekräften zu tun. Das führt dazu, sich manchmal nicht alle Namen merken zu können. Die Mitarbeitenden tragen zwar Namensschilder, aber das ist oft nicht so gut lesbar. Da schämen sich manche, nach dem Namen zu fragen oder sie wissen nicht, an wen sich wenden sollen.

Oft ist es auch für Angehörige ganz schwierig. Sie schämen sich dafür, wenn Mutter oder Vater etwas nicht mehr können. Da hilft es auch nicht, wenn die Mitarbeitenden sagen, dass sie sich dafür nicht schämen müssen.

EINSAMKEIT

Dem Mann auf meinem Bild geht es gut. Er hat Besuch. In meinen Gesprächen haben mir einige darüber berichtet, wie traurig sie oft sind, weil sie sich allein fühlen, weil kein Besuch kommt oder nur ganz selten. Das beschämt manche so, dass sie sich noch mehr zurückziehen und den ganzen Tag in ihrem Zimmer bleiben.

Gruppendiskussion mit den Pflege- und Führungskräften

Um aufzuzeigen, wie die gleichen Themen mit der Zielgruppe „Pflegekräfte" diskutiert werden können, wird an dieser Stelle das methodische Vorgehen für die *Gruppendiskussion mit Pflegekräften* beschrieben. Ziel war es, den Beteiligten die ersten Erkenntnisse so vorzustellen, dass sie sie gut nachvollziehen können und die Chance zu bieten, sie gemeinsam zu

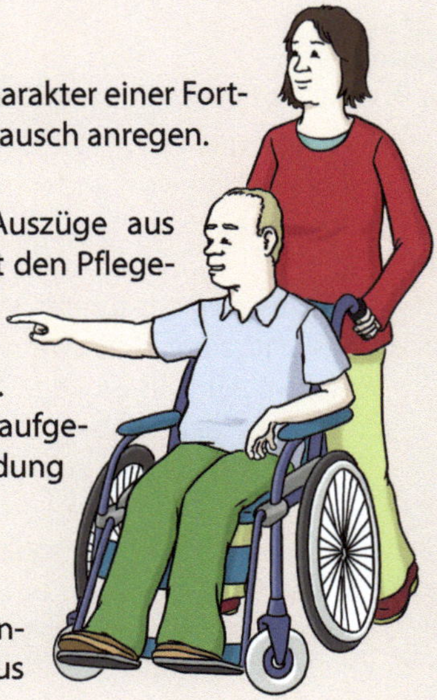

diskutieren. Die Veranstaltung sollte nicht den Charakter einer Fortbildung haben, sondern zum gemeinsamen Austausch anregen.

Im Folgenden stelle ich exemplarisch zwei Auszüge aus meinem Handout für die Gruppendiskussion mit den Pflege- und den Führungskräften dar. Die Formulierungen sind wörtlich wiedergegeben. Auf den Einsatz von Pictogrammen wurde verzichtet. Vielmehr wurden Zitate aus den Einzelinterviews aufgegriffen, die die Grundlage für die Kategorienbildung darstellten.

Kategorie PFLEGEHANDLUNG

Die *Pflegehandlung an sich* ist höchst schamanfällig, wird aber im Hinblick auf Scham durchaus unterschiedlich bewertet.
Zitat: *„Die Windel? Das ist natürlich schon ein komisches Gefühl, wenn du es noch nie gehabt hast. Ja. Aber ich meine, da gewöhnt man sich dran. Weil Du es ja brauchst."*

Einige Aspekte aus den Interviews:
- Manche schämen sich dafür, dass ihr Körper nicht mehr so „knackig" ist wie früher.
- Manche schämen sich, dass sich selbst nicht mehr pflegen können und Hilfe benötigen.
- Viele schämen sich wegen Körpergerüchen und -geräuschen.

Besonderer Aufmerksamkeit bedürfen die Bereiche *„Intimpflege"* und *„geschlechterspezifische Pflege"* – auch aus Sicht der Mitarbeitenden.
- Gerade am Anfang der beruflichen Tätigkeit wird die Intimpflege beim anderen Geschlecht als schambesetzt und peinlich beschrieben.
- Insbesondere Frauen, die gepflegt werden, schämen sich, ihren Körper zu zeigen, vor allem vordem anderen Geschlecht.
- Aus Sicht der Bewohnerinnen wird geäußert, dass es als unangenehm, schambesetzt erlebt wird, wenn sie lieber von einer Frau gepflegt werden würden, aber nur ein junger Pfleger Dienst hat.

Kategorie KOMMUNIKATION

Diese Kategorie hat natürlich verschiedene Dimensionen: Kommunikation zwischen Bewohner:innen, zwischen Mitarbeitenden und Bewohner:innen, Mitarbeitenden untereinander, Mitarbeitenden und Angehörigen etc.

Aus Sicht der Bewohner:innen wurde berichtet, dass der Ton unter den Bewohner:innen manchmal ruppig ist, manche würden viel schimpfen. Das zu erleben ist für einige sehr beschämend.

Auch als Pflegekraft hat man manchmal schlechte Laune oder steht unter Stress. Dann ist man vielleicht kurz angebunden. Bewohner:innen fühlen sich wie „08/15". Das beschämt sie, obwohl sie nichts dafür können.

Beschämend wird insbesondere von Mitarbeiter:innen erlebt, wenn sich andere über Bewohner:innen unterhalten, obwohl sie nebendran sitzen. Das passiert z. B., wenn sich Angehörige mit dem Personal oder auch Angehörige untereinander unterhalten.
Zitat Mitarbeiter: *„Ja also – oder wenn Angehörige untereinander reden: ‚Hast Du schon gesehen, was Meiner heut wieder veranstaltet hat.' Und der sitzt aber neben dran."*

Der Tag schreitet fort, und die Übergabe an den Spätdienst steht an. Es gibt Themen, die so heikel sind, dass man sie lieber nicht anspricht – aus Sorge, damit eine:n Kolleg:in zu beschämen. Ein Beispiel sind unerledigte Aufgaben, die eigentlich in der Verantwortung des/der Kolleg:in sind.

Ein sensibler Bereich im Bereich der Kommunikation sind E-Mails. Es wird beschrieben, dass hier teilweise verletzende Äußerungen für alle sichtbar geschrieben werden, die Kolleg:innen beschämen können.
Zitat Mitarbeiterin: *„Computer ok, aber es ist die Kommunikation über E-Mails und dann eine Kommunikation, die eher verletzend wirkt."*

8 Zentrale Auslöser für das Erleben von Scham

Aus den Daten wurden drei Hauptkategorien herausgearbeitet, die als schamauslösend beschrieben werden. Jeder der drei Kategorien ließen sich Unterkategorien zuordnen. Alle Analysen lassen sich mit Interviewausschnitten belegen und geben Antwort auf die Forschungsfrage, welche Auslöser es für das Erleben von Scham im Bereich der stationären Altenpflege bei Bewohner:innen, Pflegekräften und Angehörigen gibt.

Die Hauptkategorien sind:

- Schamauslösendes Moment ‚Selbstabwertung'
- Interaktionell bedingte schamauslösende Momente
- Organisational bedingte schamauslösende Aspekte

Die Reihenfolge der Darstellung ist nicht hierarchisch zu verstehen. Sie sagt nichts darüber aus, welche Auslöser gehäuft oder vermehrt genannt wurden oder als besonders relevant bewertet werden können. Das Forschungsvorgehen hatte nie zum Ziel, Bewertungen solcher Art vorzunehmen. Wie Emcke (2019) postuliert, gibt es keine Hierarchisierung der Unterdrückung. Gleiches gilt auch für Scham und ihre auslösenden Momente.

Wie in der Theorie begründet, lassen die Kategorien auch keine Aussage darüber zu, dass die identifizierten Aspekte bei allen Individuen zwingend Scham auslösen. Dennoch ergeben sie empirisch begründete Hinweise auf mögliche schamauslösende Momente für die jeweilige Zielgruppe.

Ausgelöst durch die Gruppendiskussionen, in denen die Zwischenergebnisse aus den Einzelinterviews präsentiert wurden, kam es immer wieder vor, dass die Pflegekräfte weniger von ihrer eigenen Scham sprachen als von der der Bewohner:innen. Damit bestätigte sich einerseits die intersubjektive Dimension der Scham („Scham steckt an"). Sie erleben in bestimmten Situationen die Scham, die Bewohner:innen empfinden, als Resonanz „am eigenen Körper". Das empathisches Mitfühlen stellt eine bedeutsame berufliche Fähigkeit dar. Bewohner:innen hingegen verbalisieren kaum mögliche Schamempfindungen des Pflegepersonals.

Im Forschungsprozess lässt sich das Ergebnis schematisch wie folgt darstellen:

Selbstabwertung ⇨	Leben im Pfegeheim ⇨	Bewohner:innen, Angehörige, Pflegekräfte
⇨	Arbeiten im Pflegeheim ⇨	Pflegekräfte
⇨	Konflikte in der Familie ⇨	Bewohner:innen
⇨	Verlust von Autonomie und Hilflosigkeit ⇨	Bewohner:innen
⇨	Physische Veränderungen ⇨	Bewohner:innen, Pflegekräfte
Interaktionelle Auslöser ⇨	Kommunikation und Sprache ⇨	Bewohner:innen, Pflegekräfte
⇨	Pflegesituation ⇨	Bewohner:innen, Pflegekräfte, Angehörige
⇨	Körpergerüche und -geräusche ⇨	Bewohner:innen, Angehörige
⇨	Sexualität und sexuelle Übergriffe ⇨	Bewohner:innen, Angehörige, Pflegekräfte
⇨	empathische Scham ⇨	Bewohner:innen, Angehörige
Organisational bedingte Auslöser ⇨	mangelnde Privatsphäre und Individualität ⇨	Bewohner:innen
⇨	fehlende Zeit ⇨	Bewohner:innen, Pflegekräfte
⇨	konzeptionelle Aspekte ⇨	Bewohner:innen, Pflegekräfte

Abbildung 4: Hauptkategorien

Selbstabwertung

Theoretische Grundlage für die Schlüsselkategorie ‚Selbstabwertung' sind die Ausführungen Stavemanns (2018). Selbstabwertung als schamauslösendes Moment zeigt sich in fünf Bereichen und vorwiegend bei Bewohner:innen und Angehörigen. Pflegekräfte bestätigen aus ihrer beruflichen Erfahrung die Einschätzung, tragen jedoch selbst auch zu einer Abwertung ihrer Tätigkeit bei.

Hauptkategorie	Unterkategorie	Zielgruppe
Selbstabwertung	Leben im Pflegeheim	Bewohner:innen, Angehörige, Pflegekräfte
	Arbeiten im Pflegeheim	Pflegekräfte
	Konflikte in der Familie	Bewohner:innen
	Verlust von Autonomie und Hilflosigkeit	Bewohner:innen
	Physische Veränderung	Bewohner:innen, Pflegekräfte

Die Kategorien lassen sich nicht immer voneinander abgrenzen. Dennoch belegen die Interviewausschnitte, dass jede der Unterkategorien eine eigene Dynamik hat.

Leben im Pflegeheim

„Ja, wenn ich dran denk, – der Anfang hier – ich hab mich nur geschämt. Ja, das ist so."

GrD[5] Bew. Zeile 400

Die Äußerung „– der Anfang hier" lässt die Schlussfolgerung zu, dass *bereits der Einzug* in ein Altenpflegeheim mit Scham besetzt ist. Offen bleibt, welche Ursachen damit verbunden sind. Ist es der Verlust an Eigenständigkeit, sind es irritierende Verhaltensweisen von Mit-Bewohner:innen oder ist es das Erleben von Abhängigkeit, sein Leben nun in einer Organisation verbringen zu müssen, in der das Private sich auf 15 m² begrenzt? „– der Anfang hier" deutet auch auf eine zeitliche Dimension hin. Schamgefühle sind immer kontextbezogen. Das Zitat gibt einen Hinweis darauf, dass sich das Empfinden von Scham im Laufe der Zeit verändert. Man gewöhnt sich an die Umstände, die mit dem Leben in einer Altenpflegeeinrichtung verbunden sind und sozialisiert sich in der Organisation.

5 Abkürzungen: GrD = Gruppendiskussion; Bew. = Bewohner:in.

Die Aussage „nur geschämt" verweist auf eine globale Beschämung. Es geht nicht um einzelne Aspekte, die schamauslösend sind, sondern um das Erleben einer generalisierten Schamerfahrung, die mit dem Übergang in die neue Lebenswelt verbunden ist. Nach Einschätzung von Pflegekräften kann der Umzug in ein Pflegeheim auch für Angehörige Auslöser von Scham sein. Schamempfindungen gehen dabei möglicherweise mit Schuld- und Versagensgefühlen einher.

Verf.: „Was meinen Sie denn, was so Themen sind von Angehörigen, die irgendwie schambesetzt sind?"
„Themen? Ich glaub immer noch, dass – erst mal, dass sie im Heim sind – glaube ich. Diese Scham – erst mal diesen Schritt zu überwinden. Ich glaub, das geht ganz lang, bis man da damit klar kommt."

Pflegekraft 3, Seite 5 – Perspektive Angehörige

„Ja, die, sie schämen sich für sie (die Angehörigen, die im Pflegeheim leben, d. Verf.) und schämen sich auch für sich selbst, weil sie das nicht können, obwohl das ja gar nicht schlimm ist."

Pflegekraft 6, Seite 5

In der Formulierung eines Mitarbeiters spiegelt sich diese Einschätzung, die mit einer Selbstabwertung der Lebenswelt Altenpflegeheim einhergeht.
„Das ist – böse gesagt – Endstation. Das ist anders, wenn du in einer Reha-Klinik arbeitest, da gehen die Leute wieder. Aber hier ist wirklich Endstation."

Pflegekraft 1, Seite 7

Arbeiten im Pflegeheim

Regelmäßige Imagekampagnen für Pflegeberufe, aktuell z. B. „Pflege ist mehr als ein Beruf" (Bundesgesundheitsministerium 2022), sind Belege dafür, dass das Berufsbild Altenpflege nach wie vor unter geringer gesellschaftlicher Anerkennung leidet. Die Interviewauszüge machen deutlich, dass Angehörige der Berufsgruppe selbst zu einer Abwertung des Berufs beitragen und sich darin vermutlich auch die Wertvorstellungen der Gesellschaft spiegeln.

Selbstabwertungen der Pflegekräfte werden mit Wertvorstellungen im Hinblick auf die Professionalität in Verbindung gebracht. Die Zuschreibung bezieht sich auf Situationen zu Beginn der beruflichen Tätigkeit. Offensichtlich ist der (professionelle) Umgang mit Tod und Sterben im Beruf dabei von zentraler Bedeutung. Wer das nicht kann, scheint für den Beruf nicht geeignet.

„Da sind auf der . . . Station zig Leute gestorben. Und am Morgen – ich kam zum Dienst – und die eine Krankenschwester sagt: So, die Frau Soundso ist gestorben. Komm, auf, zieh Dich um. Und das war völlig vor den Kopf gestoßen. Ich bin da mitgedackelt. Die hat – ist null auf mich eingegangen. Das ist immer noch – also das war mein Horrorerlebnis. Ich bin am Schluss – ich war heulend – ich war fix und fertig mit der Welt. Und dann sagt sie mir: Ja, dann bist Du nicht richtig für den Beruf."

GrD MA[6], Zeile 822

„Und wenn Du sagst, Du kannst das nicht, Du kannst jetzt nicht reingehen und Dir den Leichnam angucken, dann musst Du das auch nicht. Aber es ist Dein erwählter Beruf. Es gehört dazu."

Pflegekraft 1, Seite 14

„Oder wenn man Lehrlinge hat oder Praktikanten, die da vielleicht einen Sterbefall gerade miterleben, die ja komplette Frischlinge sind. Und – ja – die gehen dann ein wie ein Primelchen. Und das merkt – man muss dann feinfühlig werden und dann das demjenigen vielleicht auch ansehen."

Pflegekraft 1, Seite 14

Konflikte in der Familie

Konflikte in der Familie führen bei den Bewohner:innen zu einer Selbstabwertung, die mit Gefühlen von Traurigkeit und Resignation verbunden sind. Nach Einschätzung der Pflegekräfte führen Konflikte in der Familie dazu, dass Besuch ausbleibt.

Verf. „Und die (Enkel) kommen ab und zu mal zu Besuch?" „Nein." Verf.: „Nicht?" „Gar nicht (. . .) Ja, seit halt von Mutter kein Geld mehr fließt, weil sie's jetzt selber braucht."

Bew. 1, Seite 3

„Und das erlebt man ja häufig so – also gerade da, wo es ein schwieriges Familienleben war früher oder – da – die kriegen jetzt auch wenig Besuch. Und – ja, und ich glaub, die schämen sich auch irgendwie da dafür."

GrD MA, Zeile 414 – Perspektive Bew.

„Wer schämt sich denn? Schämt sich jemand, wo vielleicht diese Zwistigkeiten waren? Und dass jemand nicht mehr zu Besuch kommt, weil sie verstritten sind?"

GrD MA, Zeile 420 – Perspektive Bew.

6 MA = Mitarbeiter:in.

Autonomieverlust und Hilflosigkeit

In Studien (Gröning 1998; Lietzmann 2003; Pfabigan 2010), die sich mit Scham und Alter befassen, wird übereinstimmend nachgewiesen, dass der Verlust von Autonomie und zunehmende Hilflosigkeit als schamauslösende Aspekte bewertet werden.

Dies bestätigte sich in der vorliegenden Untersuchung: In vielen Interviews wird die Hilflosigkeit und nachlassende Selbstständigkeit als schamauslösend beschrieben. Die Emotion ist verbunden mit Schuldgefühlen, Hilfe in Anspruch nehmen zu müssen.

„Ja. Ich schäme mich in erster Linie für meine furchtbare Hilflosigkeit. Ja, das macht mir am allermeisten zu schaffen."

Bew. 1, Seite 6

„Ja, ja, ja, ja. Es müssen ganz einfach die Dinge, die ich noch selber machen kann – das muss, auch wenn es mir oft sehr schwer fällt, man denkt hier, die kann das doch. Nein, es fällt mir oft sehr schwer. Aber das muss ganz einfach sein."

Bew.1, Seite6

„Ja, also ich nehm an allem teil. Ich will – also da noch – ich weiß nicht, wie ich das erklären soll. Also man will ja ... noch ein kleines bisschen was wert sein. Und deswegen bemüh ich mich auch nach Möglichkeit ordentlich mitzumachen. Sitz nicht bloß da. Ich meine, ich kenn das von Vielen. Die interessiert das gar nicht. Ich kann das nicht begreifen."

Bew. 1, Seite 10

„Ich kann mir selber nicht mehr helfen. Ich entschuldige mich hundertmal."

Bew. 2, Seite 10

„Ja, es gibt auch noch andere Bereiche. Zum Beispiel im Essensbereich, wenn jemand nicht ‚appetitlich' essen kann. Wenn ihm oder ihr das Essen von der Gabel fällt. Da fängt es an, dass sie sich schämen."

Pflegekraft 3, Seite 7 – Perspektive Bew.

„Zum Beispiel, wenn eine Frau sich schämt und ganz klar sagt: Sie wissen doch gar nicht, wie schlimm das ist, wenn man so da liegt und nichts mehr machen kann."

Pflegekraft 5, Seite 7 – Perspektive Bew.

„Ich glaube jeder Bewohner ist jeden Tag damit (Verlust an Eigenständigkeit, d. Verf.) konfrontiert. Auch die Demenzkranken. Die haben lichte Momente, in denen sie das merken."

Pflegekraft 3, Seite 7 – Perspektive Bew.

Die ausgewählten Zitate beschreiben eindrucksvoll, dass Hilflosigkeit und Autonomieverlust als Auslöser für Schamempfindungen gewertet werden. Der Verlust an Selbstständigkeit, der alters-, krankheits- oder behinderungsbedingt entsteht und unaufhaltsam fortschreitet, geht einher mit dem verstärkten Angewiesensein auf Hilfe. Die Pflegekräfte sehen einen engen Zusammenhang mit den erforderlichen Pflegehandlungen und zeigen sich von der Selbsteinschätzung der Bewohner:innen überrascht. Sie vermuten, dass schamauslösende Aspekte in der Pflege eine größere Bedeutung haben als der Autonomieverlust.

„Was mir jetzt kommt, also, wenn ich jetzt beide Kategorien sehe: Das hätte ich nicht gedacht, dass es mehr Scham erzeugt, diese fehlende Autonomie – also als die Pflegehandlung. So das Waschen, Intimpflege, Toilettengang. Da hab ich gedacht, ist mehr mit Scham verbunden noch mehr als was Nichtmehrkönnen."

GrD MA, Zeile 130

„Und bei Männern, die schämen sich eigentlich meistens da dafür für irgendwelche Sachen, wo sie nicht mehr können. Weil sie immer die Starken waren, von der Persönlichkeit her. Und dann ist einfach so – das kann ich nicht mehr und da fühlen sie sich hilflos. Und dafür schämen sie sich, dass sie auf Hilfe angewiesen sind."

Pflegekraft 5, Seite 8

Mit den Interviews lässt sich nicht belegen, dass es im Zusammenhang mit der nachlassenden Leistungsfähigkeit und dem damit verbundenen Schamerleben geschlechtsspezifische Unterschiede gibt.

Physische Veränderungen

Der Verlust an Selbstständigkeit beruht häufig auf altersbedingten physischen Veränderungen und ist auch verbunden mit dem Angewiesensein auf Hilfe.

„Aber seit ich nicht mehr sehen kann, bin ich also so unvorstellbar hilflos. Das kann sich kein Mensch vorstellen."

Bew. 1, Seite 6

„Ich hatte eine Bewohnerin mit starkem Parkinson, die sehr stark zittert und Getränke verschüttet. Das sind so Situationen, die Frau hatte Tränen in den Augen, weil sie sich so geschämt hat, dass sie nicht normal trinken kann und einen Schnabelbecher braucht."

Pflegekraft 3, Seite 7 – Perspektive Bew.

„Bei meiner Oma, als sie damals hilfsbedürftig wurde, nicht mehr gehen konnte und im Rollstuhl saß. Das war ihr unheimlich peinlich! Ich wollte immer einmal mit ihr hinaus gehen, ich wollte an ihrem Geburtstag mit ihr in ein Eiscafé gehen. Sie wollte nicht gesehen werden."

Pflegekraft 3, Seite 7 – Perspektive Angehörige

Attraktiv auszusehen stellt in unserer Gesellschaft einen hohen Wert dar. Die Bewohner:innen beschreiben körperliche Veränderungen als schamauslösend, es kommt zu einer Selbstabwertung der eigenen Physis. Schamgefühle stehen in Einklang mit normativen Wertvorstellungen von Schönheit und Attraktivität.
„Geschämt habe ich mich heute Morgen wieder, wo ich in den Spiegel gesehen hab (...) Dass ich so fett werd. Ich war immer schlank."

GrD Bew., Zeile 134

„Also Frauen schämen sich vor allem, ihren Körper zu zeigen."

Pflegekraft 5, Seite 7

„Vielleicht wenn man eine Narbe hat, eine unangenehme. Das ist wieder – aber das ist auch keine –, um sich zu schämen."

GrD Bew., Zeile 84

Das letztgenannte Zitat verdeutlicht die Ambivalenz in der Bewertung der physischen Beeinträchtigung. Einerseits können Narben als schamauslösend erlebt werden, gleichzeitig wird erkennbar, dass die damit verbundenen normativen Wertvorstellungen möglicherweise nicht angemessen sind.

Selbstabwertungen lassen sich auch in der Arbeitswelt bei Pflegekräften erkennen. Sie beziehen sich auf altersbedingte physische Veränderungen, die Auswirkung auf die persönliche Leistungsfähigkeit im Beruf haben.

„Sicher, natürlich, wenn man mal das Alter erreicht, das 50 Jahre anbelangt – ja, ist natürlich das Körperliche – da spüre ich schon oft Verspannungen. Es kann schon passieren."

Pflegekraft 2, Seite 7

Zusammenfassung

Das Leben im Pflegeheim kann bei Bewohner:innen und Angehörigen zu einer Selbstabwertung führen, die mit Schamgefühlen einhergehen.

Familiäre Konflikte tragen nach Selbsteinschätzung von Bewohner:innen und der Einschätzung der Pflegekräfte dazu bei, dass Besuche ausbleiben und sich Gefühle der Einsamkeit entwickeln. Diese Situation wiederum bewirkt bei den Bewohner:innen, dass sie sich selbst abwerten und Schamgefühle entstehen.

Attraktivität, Leistungsfähigkeit, Selbstständigkeit und Autonomie haben in unserer Gesellschaft einen hohen Wert. Die Selbstabwertung der Bewohner:innen bezieht sich auf diese verinnerlichten, gesellschaftlichen Wertvorstellungen. Pflegekräfte können dies nachempfinden und bestätigen die Einschätzung.

Im Hinblick auf die „Arbeitswelt Pflegeheim" fällt auf, dass Selbstabwertungen auch von den Pflegekräften vorgenommen werden. Sie beziehen sich auf die körperliche Leistungsfähigkeit, die altersbedingt nachlässt und in der beruflichen Tätigkeit jedoch eine große Bedeutung hat, aber auch auf berufsethische Wertvorstellungen.

Interaktionell bedingte schamauslösende Momente

Der Alltag in einer stationären Altenpflegeeinrichtung ist Beziehungsarbeit, die wie kaum eine andere Tätigkeit durch häufige und vielfältige Interaktionen gekennzeichnet ist. Gröning (1998) bezeichnet die Tätigkeit der Pflegekräfte als professionelle Grenzsituationen, die in besonderer Weise schamanfällig sind. Die Interviews bestätigen diese Aussage, ermöglichen jedoch darüber hinaus eine differenzierte Zuordnung, von wem (Bewohner:innen, Pflegekräfte, Angehörige) in welchen interaktionellen Bereichen Scham erlebt wird, wie sie sich unterscheiden und welche Gemeinsamkeiten es gibt.

Hauptkategorie	Unterkategorie	Zielgruppe
Interaktionell bedingte schamauslösende Momente	Kommunikation und Sprache	Bewohner:innen, Pflegekräfte
	Pflegesituationen	Bewohner:innen, Angehörige, Pflegekräfte
	Sexualität und sexuelle Übergriffe	Bewohner:innen, Angehörige, Pflegekräfte
	Empathische Scham	Bewohner:innen, Angehörige

Dieser Schlüsselkategorie werden auch Aussagen zugeordnet, die in der Literatur als *empathische Scham* (Marks 2017) bezeichnet werden. Die Interviews belegen, dass sich Bewohner:innen für Verhaltensweisen anderer Bewohner:innen schämen und Angehörige stellvertretend für ihre Familienmitglieder Scham empfinden. Wegen der Bedeutsamkeit wird für diese Daten eine eigenständige Unterkategorie gebildet.

Kommunikation und Sprache

Interaktion und Kommunikation sind untrennbar miteinander verbunden. Sie unterliegen ebenfalls gesellschaftlichen, normativen Wertvorstellungen und Veränderungen.

Dies zeigt sich in der Aussage eines Bewohners, der beschreibt, dass ältere Pflegebedürftige aufgrund ihres Lebensalters sich generell schämen, Fragen zu stellen. Er führt dies auf die ‚Art des Denkens' zurück. Der zeitliche Bezug (Erster Weltkrieg) legt nahe, dass Werte wie Gehorsam, Respekt, Angst, Bescheidenheit, Entbehrung und Unterwürfigkeit dazu beitragen, dass die pflegebedürftigen Menschen sich schämen, im Umfeld der stationären Einrichtung ihre Bedürfnisse zu äußern.

> „Bei vielen Bewohnern, die – bei vielen sich schämen, jetzt Fragen zu stellen. So – kann ich das? Oder darf ich das? Denn es sind ja Bewohner über 80 hier. Wenn man deren Geburtsjahr nimmt, war das die Zeit, war im Ersten Weltkrieg und da herrschte doch ein anderes Denken."
>
> Bew. 3, Seite 2

Schamauslösende Erfahrungen im Kommunikationsprozess werden nahezu ausschließlich von den Pflegekräften beschrieben. Dies verweist auf ethische Wertvorstellungen im Beruf, die mit einem Verständnis professionellen Kommunikationsverhaltens einhergehen. Abweichungen werden als beschämend für die Bewohner:innen beschrieben, können aber auch durch Kolleg:innen ausgelöst sein, deren Kommunikationsverhalten als ‚unangemessen' bewertet wird.

„Also gut, bei mir fängt z. B. die Scham schon an, mich am Tisch mit demjenigen über irgendwelche Sachen zu unterhalten, die wirklich rein privat sind. So privater Natur wie z. B.: Wie geht's jetzt Ihrem Enkelkind? Ist die Operation gut verlaufen? Das sind so Dinge, die ich dann, wenn, in Zwiesprache halte – sodass ... Da könnte sich ja der Bewohner auch gestört fühlen. Das geht hier niemanden was an."

Pflegekraft 1, Seite 10

„Aber man wird da immer verführt und man wird natürlich in Bereiche verführt – sag ich jetzt mal – demenziell veränderte Menschen sind – aber selbst da ist es natürlich auch nicht in Ordnung. Also das ist was, wo wir nochmal gucken müssen, dass wir das (sprechen über Bewohner, d. Verf.) wirklich nicht machen."

GrD MA, Zeile 617

Auch das Kommunikationsverhalten von Angehörigen wird als schamauslösend beschrieben, wenn es dem Werteverständnis der Mitarbeiter:innen widerspricht.

„Ja, also – oder wenn dann Angehörige untereinander reden: Hast Du schon gesehen, was Meiner heut jetzt wieder veranstaltet hat. Und der sitzt aber neben dran."

Pflegekraft 1, Seite 12

„Auch da nehmen oft Angehörige ihnen so diese Selbstentscheidungen oder – wie soll ich sagen – ja, also eben das dann – über die demenzielle Erkrankung gesprochen wird, als wäre er nicht da oder als wäre er ein Kind. So, das ist schlimm. Also ich empfinde es dann auch als beschämend, weil ich in der Situation – also ich kann dann im Nachhinein dem Angehörigen sagen, wie's gewirkt hat oder wie's wirkt, wenn ein Angehöriger so spricht. Und das mach ich dann auch zum Thema. Aber in dieser Runde, wenn der Bewohner noch da ist, würde ich's nicht zum Thema machen."

Pflegekraft 6, Seite 6

Als schamauslösend beschreibt eine Mitarbeiterin eine Gesprächssituation, die sie in einen intrapsychischen Konflikt bringt und den sie in der Gruppendiskussion thematisiert. Es geht um die Frage des Kommunikationsverhaltens im Zusammenhang mit dem Sterben. Das auslösende Moment der Beschämung bezieht sich einerseits auf eine persönliche Unsicherheit im Kommunikationsprozess, die möglicherweise im Zusammenhang mit einer normativen Wertevorstellung existiert, dass Pflegefachkräfte sicher und selbstbewusst kommunizieren sollten. Andererseits weist der Interviewauszug darauf hin, dass die Kommunikation über das Sterben selbst schambesetzt ist und sie mit Verleugnung und Abwehr reagiert.

„Was für mich auch dazu gehört, ist nicht nur das Sterben an sich, sondern auch Gespräche da drüber. Also gerade, wenn man mal in einem Bewohnerzimmer ist, dann – und ein Bewohner ist gerade besonders melancholisch oder es heißt: ‚Ja, ach wenn ich doch nur sterben könnte.' So, und dann kommt so ein Gespräch in Gang. Und ich von meiner Seite aus bin manchmal unsicher, was ich dann sagen soll. Und ich bin dann in solchen Situationen schon auch beschämt und ich versuch dann, das irgendwie rumzureißen im Sinne von: Ach jetzt, wir hoffen doch dass Sie noch lange, noch lange leben."

GrD MA, Zeile 839

Als beschämend werden von den Pflegekräften auch abwertende Äußerungen von Angehörigen gegenüber den Mitarbeitenden erlebt.

„Da war's die Mutter. Die Mutter war extrem demenzkrank und die Tochter hat gesagt, das stimmt nicht. Und hat mich als nichtwissendes junges Ding hingestellt und ich hab ihr nicht zu sagen, wann ihre Mutter zu essen hat usw."

Pflegekraft 1, Seite 12

Neben dem Kommunikationsverhalten sind es sprachliche Begrifflichkeiten, die von den Pflegekräften als unangemessen und schamauslösend beschrieben werden.

„Und dann hat das auch was mit Scham zu tun, nämlich zu sagen: „Ok, wir haben einen erwachsenen Menschen und er hat eine Inkontinenzeinlage. Also keine Windel. Das gibt's bei Kindern. Wir haben Pflegefachkräfte und keine Schwestern."

GrD Führungskräfte, Zeile 216

„Nein, wir wollten das nicht. Wir sind keine Schwestern. Wir sind Pflegefachkräfte."

GrD Führungskräfte, Zeile 239

„Also ich glaub, dass es vielleicht sogar in diesem Zusammenhang von Scham vielleicht sogar wichtig ist, diese tatsächlichen Wörter zu nutzen wo die Menschen gesagt haben – also das ist in Anführungsstriche dann zu setzen, weil es hat vielleicht auch noch mal was mit der Intention zu tun, wie derjenige das empfindet. Wenn er sagt „mein Popo", ist das nun mal anders – (...)" „Ja, das ist anders wie mein Arsch – mein Hintern."

GrD Führungskräfte, Zeile 312

Schamgefühle können auch in der Interaktion zwischen den Teammitgliedern auftreten. Sie werden deutlich, wenn Themen in Teambesprechungen als heikel oder tabuisiert beschrieben werden. In den Interviews zeigte sich dies bei Fragen der Leistungsfähigkeit und der Arbeitsmotivation.

„Wer Spätdienst hat oder Frühdienst, übergibt mir einen wahnsinnigen Berg, den ich dann abzuarbeiten habe, den aber er hätte machen müssen. Auf jeden Fall einen Teil davon! Das frustriert mich. Das sind Themen, die wahnsinnig heikel sind. Weil man niemandem auf den Schlips treten will. Ich möchte niemandem sagen, er wäre faul oder hätte keine Lust – obwohl es teilweise manchmal wirklich so ist, wie ich den Eindruck habe. Das sind Themen, die ich selbst nicht gerne anspreche."

Pflegekraft 3, Seite 4

„Ja, das hab ich auf jeden Fall schon mitgekriegt. Wobei ich dann eben immer sag: Wenn man so anfängt, das finde ich immer –. Krank ist krank und fertig. Erstens seh ich's nicht, ich weiß es nicht. Und wenn ich schon anfange, die Kollegin zweifelt – sind sie jetzt krank oder waren sie gestern einfach nur ein bisschen zu weit fort. Das finde ich – das ist mir zu anstrengend einfach. Und auch ungut. Ich finde das ungut. Das macht mir kein gutes Gefühl dann."

Pflegekraft 4, Seite 11

Die Nutzung moderner Kommunikationsmittel wie E-Mails gehört zum Alltag der stationären Altenpflege. Die Interviewausschnitte weisen darauf hin, dass Inhalt und Sprache zu Beschämungen im Team führen können.

„Computer ok, aber es ist die Kommunikation über E-Mails und dann eine Kommunikation, die was eher verletzend wirkt. Zum Beispiel vielleicht, wenn ein Missmut ist und dann wird dann einfach geschrieben. Ja, wirklich. Dann wird vielleicht in einer Art geschrieben, die das nicht ganz korrekt ist. Auch verletzend."

Pflegekraft 2, Seite 13

„Also, da ist manchmal ein Stil in den E-Mails, also katastrophenmäßig."

GrD Pflegekräfte Zeile 536

Pflegesituationen

Pflegesituationen sind generell in hohem Maße schamanfällige Situationen. Die Interviewauszüge belegen diese grundlegende Aussage in allen drei Zielgruppen. Darüber hinaus wurden innerhalb der Pflegehandlungen Differenzierungen vorgenommen, die sich als besonders relevant erwiesen, Auslöser für Scham zu sein. Die Zitate belegen auch, dass sich die Schamempfindungen im Laufe der Zeit ändern.

„Also im Anfang muss ich ganz ehrlich sagen, im Anfang hab ich da schon manchmal ein bisschen geschluckt. Aber in der Zwischenzeit – naja, in der Zwischenzeit sag ich mir: Ach Gott, die müssen auch mit so einer alten Schachtel umgehen."

Bew. 1, Seite 8

„Die Windel? Das ist natürlich schon ein komisches Gefühl, wenn du es noch nie gehabt hast. Ja. Aber ich meine, da gewöhnt man sich dran. Weil Du es ja brauchst."

Bew. 4, Seite 1

„Ja, das war am Anfang schon schwierig. Aber Probleme? Das ist halt so, das ist ihre Arbeit ..."

Bew. 4, Seite 1

„Das ist ja jetzt meine Schlussfolgerung, dass mich das jetzt eigentlich gar nicht wundert, also, weil, ich kann nicht mehr selber auf die Toilette gehen. Ich kann mich nicht selber mehr pflegen. Und das ist die Scham."

GrD Pflegekräfte, Zeile 143

„Genau. Ich habe es jetzt heute Mittag erlebt. Beispiel: Ich sitz auf dem Klo, hab Schwierigkeiten. Darmlähmung, stundenlang hock ich auf dem Klo. Da kommen Leute und wollen sich mit mir unterhalten, egal, ob ich auf dem Klo sitze oder nicht." Verf.: „Hm, ja." Bew.: Und da krieg ich dann meine Wut. Weil ich mir sage: Die gehören erzogen, nicht ich." Bew.: „Man muss doch wenigstens die Person respektieren. Davon gehe ich aus."

GrD Bew., Zeile 302

Die Auswertung der Interviews gibt auch Hinweise darauf, dass Angehörige Scham (und Schuld?) empfinden, wenn sie sich nicht in der Lage sehen, ihre Angehörigen selbst zu pflegen.

„Wenn es um pflegerische Tätigkeiten geht. Da gibt es Angehörige, wenn Toilettengang ist, dann verschwinden sie, gehen sie raus. Das ist für mich so ein Zeichen sein, hoppla (...) Das könnte dann Scham sein. Dann gibt es Angehörige, die machen das mit. Und unterstützen dann Pfleger oder sagen, wart ich wasch jetzt mal meine Mutter."

Pflegekraft 7, Seite 6

„Ja, die, sie schämen sich für sie (die Angehörigen, die im Pflegeheim leben, d. Verf.) und schämen sich auch für sich selbst, weil sie das nicht können, obwohl das ja gar nicht schlimm ist. Zum Beispiel: Ich kann einfach meine Mutter nicht pflegen. So was sagen sie dann."

Pflegekraft 6, Seite 5

Eine Angehörige beschreibt es als schamauslösend, wenn sie ihre Familienangehörigen in einer Pflegesituation nackt sieht:

„Ja gut, wo ich ihr dann schon zu Hause als beim Duschen geholfen hab. Klar, da denke ich dann: Menschenskinder, waren wir ... ja, als Kinder – sie war schon immer sehr nah zu uns – immer so, auch körperlich. Aber wann siehst du eine Mutter komplett nackt? – Das ist so die Geschichte. Da schäm ich mich dann schon. Das ist einfach so."

Pflegekraft 3, Seite 5 – Perspektive Angehörige

Genderspezifische Pflege

Die Daten belegen, dass die Nichtbeachtung geschlechtsspezifischer Pflege zu Beschämung führen kann. Dies beschreiben Bewohnerinnen und Pflegekräfte, männliche Bewohner äußern sich nicht dazu. Für die Pflegekräfte lässt sich nachweisen, dass die Situation, Pflegehandlungen beim anderen Geschlecht durchzuführen, besonders zu Beginn der beruflichen Tätigkeit, Scham auslöst.

„Aber ich meine – sagen wir mal so: Ich bin schon auch lieber von Frauen …"

Bew. 1, Seite 8

„Ganz normal gesprochen. Das ist schlimm. Und da kann es mir heute noch passieren, wenn jetzt z. B. so ein Junger, der direkt aus der Schule kommt, mich fragt: ‚Frau H. sind Sie fertig?' Wie es gestern: Ja ich bin fertig. Ja, gut, dann hab ich dann gesagt: ‚Aber nicht für Sie.' Also da kann ich dann nicht mehr. Da schäme ich mich."

Bew. 2, Seite 7

„Also Frauen schämen sich vor allem, ihren Körper zu zeigen. Vor allem vor dem anderen Geschlecht. Das ist ein großes Thema. Vor allem jetzt noch die Generation wo jetzt noch im Pflegeheim ist. Da ist das ja ein Tabuthema eigentlich noch so."

Pflegekraft 5, Seite 7

„Ich wollte am Anfang keine Männer pflegen. Die Intimpflege war mir unheimlich peinlich. Wenn ich die bei einem Mann machen musste. Obwohl ich genau wusste, das ist ein Mensch, der meine Hilfe braucht und ich wollte ihm ja auch helfen, aber das war mir unangenehm. Das sehe ich jetzt auch anders – ich bin aber auch zehn Jahre älter."

Pflegekraft 3, Seite 4

„Aber da kann ich jeden jungen Kollegen verstehen, der nein sagt oder auch junge Männer, die dann bei alten Damen Intimpflege machen müssen oder den Oberkörper entkleiden, Brust waschen. Ich verstehe jeden, der da Berührungsängste hat, wenn die Röte ins Gesicht zieht."

Pflegekraft 3, Seite 4

Intimpflege

Aus Sicht der pflegebedürftigen Menschen stellt die Intimpflege innerhalb der Pflegehandlungen einen besonders sensiblen und damit schamanfälligen Bereich dar.

„Also, am Anfang war es eine fürchterliche Überwindung, all diese vielen Fremden – ich muss Ihnen sagen, das Schlimmste, was einem passieren kann, wenn man nicht mehr selber den Hintern putzen kann."

Bew.2, Seite 7

„(...), weil, ich kann nicht mehr selber auf die Toilette gehen. Ich kann mich nicht selber mehr pflegen. Und das ist die Scham. Aber gleichzeitig verknüpft mit dem Intimbereich, weil ich da gepflegt werde. Also das hängt für mich jetzt eigentlich ein Stück weit zusammen."

GrD Pflegekräfte, Zeile 143

Körperausscheidungen

Scheler (1957 zit. in Gröning 1998) beschreibt, dass Scham überall da entsteht, wo Menschen sich ihrer Naturhaftigkeit bewusst werden oder sich mit ihr konfrontiert sehen. Nach Wurmser (1993 zit. in Gröning 1998) hat jede Kultur ihre besonderen Arten der Scham. Allen gemeinsam ist, dass sich schamauslösende Situationen auf den Verlust von Kontrolle beziehen, Kontrolle der Affekte (Angst, Wut, sexuelle Erregung), über Körperlichkeit und Bewegung (Gestik) sowie über Triebimpulse. Scham verdichtet sich, wenn der Körper der Natur ausgeliefert scheint und der Körper Natur und „nichts weiter als Natur ist" (Gröning 1998, S. 49).

Körperausscheidungen, -gerüche und -geräusche zählen zu diesen Phänomenen.

In der Interaktion wird dieser Kontrollverlust öffentlich für andere. Schamauslösend ist folglich nicht (nur) die Situation, das Moment selbst, sondern viel mehr, wenn es „Zeug:innen" für die mangelnde Kontrolle gibt.

„Gestern z. B. – ich hab ja einen Katheder. Und war – bin furchtbar mit geplagt. Je nachdem, wenn die schlampig arbeiten wie jetzt z. B. vor Christi Himmelfahrt. Ich guck immer, wo das Kabel läuft, damit es ablaufen kann. Und dann kommt das Wasser oben raus." Verf.: „Der Urin, ja?" „Ja. Und ich sitze im Wasser. Ich bin nass. Ich hab jetzt schon dreimal die Hose wechseln müssen."

Bew. 2, Seite 8

„Weil, ich könnte mir vorstellen, manch einer, der – wenn er dann mal einen Wind ablässt oder es plätschert ziemlich laut, dann hab ich schon mitbekommen, dass sie sich darüber schämen."

Pflegekraft 1, Seite 10

„Und ich merke das schon immer wieder, wenn's dann – wenn Stuhlgänge sind, mit Durchfällen verbunden oder Stoma-Betreuung ist, dass sich die Personen da sehr schämen. Das merke ich schon."

Pflegekraft 2, Seite 14

„Ja, schämen würde ich mich jetzt z. B., wenn ich jetzt z. B. sehe, dass – manche Bewohner haben eher mal so Anfälle – so epileptische Anfälle. Und dann – also das ist jetzt einfach nur – vielleicht kann es auch einem Arbeiter passieren. Da denk ich mir auch: Wenn ich mal so was krieg – und dann – Urin und Stuhl lassen, vor allen. Und im Nachhinein ich in meinen Ausscheidungen lieg, ich glaub, dann würde ich mich auch schämen. Und dann denk ich: Ok, wenn ich mich für das schäme, dann schämen sich die Bewohner bestimmt als auch mal vor mir."

Pflegekraft 5, Seite 6

Sexualität, sexistisches Verhalten, sexualisierte Gewalt

Eine sexuelle Belästigung liegt nach § 3 AGG (Allgemeinen Gleichstellungsgesetz) dann vor, wenn ein der sexuellen Sphäre zugehöriges Verhalten gesetzt wird, das die Würde einer Person beeinträchtigt, für die betroffene Person unerwünscht, unangebracht, entwürdigend, beleidigend oder anstößig ist und eine einschüchternde, feindselige oder demütigende Arbeitsumwelt für die betroffene Person schafft (aus dem Allgemeinen Gleichbehandlungsgesetz [AGG]: § 3 Abs. 3, 4, 2014 zit. in Kosolowski 2021).

Koslowski (2021) unterscheidet drei Ebenen:
Nonverbale Ebene: Dazu gehören beispielsweise das Zeigen und sichtbare Anbringen von durch Betroffenen abgelehnten pornografische Darstellungen, taxierende Blicke, sexistisches Anstarren, sexuell herabwürdigende Gesten, anzügliche Mimik, unerwünschte Geschenke. Verbale Ebene: z. B. Aufforderungen zu sexuellen Handlungen, doppeldeutige Bemerkungen sexuellen Inhalts, unerwünschte Einladungen mit eindeutiger Absicht, anzügliches Reden über körperliche Merkmale, Aussehen oder Sexualleben.

Physische (körperliche) Ebene: Hier sind dies sexuell konnotierte oder scheinbar zufällige körperliche Berührungen, Betatschen, Herstellen unerwünschter Nähe, sexuelle Bedrängung und Nötigung, Verfolgung,

Erzwingen von sexuellen Handlungen sowie Vergewaltigung (Koslowsi 2021, S. 16).

Sexistisches Verhalten beinhaltet das unerwünschte Berühren von Brüsten, Po oder Genitalien durch andere, sexuelle Angebote und Bemerkungen darüber, eindeutige sexuelle Gesten oder Masturabtion in der Öffentlichkeit (Higgins et al. zit. in Immenschuh 2020, S. 165). Den genannten Verhaltensweisen sehen sich Pflegekräfte immer wieder ausgesetzt. Sie lösen häufig starke Gefühle aus, die mit Ohnmacht, Hilflosigkeit, Wut, Ekel, Ärger und Abscheu verbunden sind. Die Folgen können für Betroffene schwerwiegend sein, besonders dann, wenn es sich um wiederkehrende oder sehr intensiv erlebte Traumata handelt. Starke Emotionen wie Angst, Misstrauen, Aggressivität, Scham, Ekel können die Freude am Beruf reduzieren und in Depressionen, Stress, herabgesetztem Selbstwert oder sexueller Unlust münden (Kowalski 2021, S. 17).

Scham spielt eine große Rolle, wenn es um unangemessenes Verhalten von Patient:innen oder Bewohner:innen geht. Übereinstimmend werden sexuelle Übergriffe als eine Bemächtigung des Körpers durch andere erlebt und gehen mit sozialer Scham einher, die zu einem Verlust von Selbst- und Weltvertrauen führen kann (Lietzmann 2003; Pfabigan 2010; Depauli 2014, 2016; Immenschuh 2017).

Sexuelle Übergriffe, Berührungen oder verbale Attacken vonseiten der Patient:innen/Bewohner:innen sind häufig. Zwei Drittel aller Pflegekräfte werden mindestens einmal pro Jahr im Rahmen von intimer Pflege belästigt. Junge Pflegerinnen werden häufiger zum Opfer als ihre männlichen Kollegen. Nach Koslowski (2021) sind 71,2 % der weiblichen Pflegenden bereits einmal Opfer eines Übergriffs geworden, 46,9 % ihrer männlichen Kollegen ging es ebenso. Leider belegt die Autorin nicht, woher und aus welchem Jahr die Zahlenangaben stammen.

Eine Studie der Berufsgenossenschaft für Gesundheitsdienst und Wohlfahrtspflege (2021) bestätigt die Aussagen von Koslowski und weist nach, dass im Gesundheits- und Sozialwesen beschäftigte Männer und Frauen einem hohen Risiko ausgesetzt sind, sexuelle Belästigung und Gewalt im Pflege-Betreuungskontext zu erfahren. Die Bandbreite reicht von nonverbalen Belästigungen, wie dem Zeigen anzüglicher Bilder oder Gesten, über entsprechende verbale Äußerungen bis hin zu körperlichen sexuellen Übergriffen.

In der Studie konnte nachgewiesen werden, dass es einen Zusammenhang zwischen sexueller Belästigung und Gesundheitsproblemen wie Depressivität und psychosomatische Beschwerden gibt. Das größte Hindernis im Kampf gegen sexuelle Belästigungen wird dabei in den Schamempfindungen der Betroffenen gesehen (Schamborcski 2018).

Um Pflegekräfte zu schützen und gleichzeitig die Bedürfnisse der Bewohner:innen zu respektieren, wird eine sexualpädagogische Qualifizierung für dringend erforderlich erachtet. Dazu gehöre auch die Erkenntnis wie wichtig es ist, die Vorfälle mit Kolleg:innen zu besprechen (Koller/Spörhase 2018; Schambortski 2021; BGW 2021).

Männer tun sich noch schwerer als Frauen, sexuelle Übergriffe zu thematisieren, da es nicht zur Tradition des Männlichseins gehört, belästigt und beschämt zu werden. Sexuelle Übergriffe von Männern auf Männer haben nichts mit Homosexualität zu tun, sondern mit Macht. Damit werden Betroffene in doppelter Hinsicht verletzt – in ihrer sexuellen Integrität als Mann und ihrer persönlichen Autonomie als Mensch (Bäurle 2018).

Koslowski (2021) widmet dem Thema „Sexuelle Übergriffe auf männliche Pflegekräfte und Ärzte" ein eigenes Kapitel. Anhand ihrer Seminarerfahrungen kommt sie zu der Einschätzung, dass sexuelle Übergriffe gegenüber Männern ein absolutes Tabu-Thema sind. Die Erfahrungen berühren grundlegende Wertvorstellungen, weil die sexuelle Belästigung eines Mannes nicht in ihr Rollenbild vom starken Mann (und der schwachen Frau) passt. Die Erfahrungen zeigen sich in typischen Ängsten:

- „Kann ich meiner eigenen Wahrnehmung trauen?"
- „Darf ich mich gegen Frauen wehren?"
- „Das glaubt mir doch niemand!"
- „Meine Kollegen werden mich nicht ernstnehmen."
- „Ich habe Angst, dass mir etwas angehängt wird."

Viele männliche Seminarteilnehmer schämen sich, ihre Erfahrungen offen anzusprechen, weil sie Angst vor der Reaktion der Kolleg:innen haben. Sie sind irritiert darüber, als Mann belästigt zu werden (Koslowski 2021, S.71).

Unbewältigte Erfahrungen haben körperliche und seelische Folgen wie z.B. Verletzungen am eigenen Körper, innerlicher Rückzug bis hin zu Depressionen und Schlafstörungen, Abspaltung des Erlebten, gestörtes Trink- und/oder Essverhalten. Viele Pflegekräfte machen das Geschehen mit sich selbst aus und sind sich der physischen und psychischen Folgen der Erfahrung sexueller Übergriffe nicht bewusst oder fühlen sich für die sexuellen Übergriffe selbst schuldig (Koslowski 2021).

Eine Umfrage der Antidiskriminierungsstelle 2019 des Bundes hat ergeben, dass 40 % der Beschäftigten nicht wissen, an wen sie sich im Betrieb wenden können, wenn sie Belästigung erlebt haben. In den Gesundheits- und Sozialberufen kommt es fast doppelt so oft zu Belästigungserfahrungen wie in anderen Branchen. Schambortski (2021) sieht daher die Erfordernis, dass sexuelle Belästigung in der Gefährdungsbeurteilung berücksichtigt wird und angemessene Präventionskonzepte entwickelt werden (Schambortski 2021).

Immenschuh (2020) fordert, dass es ‚Räume' wie Fortbildung, Supervision etc. braucht, um das Ausdrücken der Gefühle zu ermöglichen. Über die Äußerung und die Bearbeitung kann die Scham- und Bewertungsdynamik besser verstanden werden. Gelingt dies aus den unterschiedlichsten Gründen nicht, wie z. B. aufgrund der berufskulturellen Maxime, Gefühlen im Pflegealltag keinen Raum geben zu dürfen, sie zumindest im Griff haben oder als Pflegekraft nach außen stets nett und verständnisvoll agieren zu müssen, werden sie unterdrückt, abgespalten oder abgewehrt. Haben Gefühle wie Scham und Ekel keinen Platz im Pflegealltag, können sie sich in Aggression und Frustration zeigen und subtil weitergegeben werden.

So herausfordend es im Pflegealltag auch manchmal ist, mit Schamerfahrungen umzugehen, ist es doch erforderlich, in der konkreten Situation eine differenzierte Betrachtung vorzunehmen. Immenschuh (2020) beschreibt die Haltung in Anlehnung an Wurmser (2019) als „Verstehen statt Verurteilen". Das Verstehen bezieht sich dabei zunächst auf Gefühle und Reaktionen der Pflegekräfte. Sie bekommen ihren (geschützten) Raum, um gefühlt und ausgesprochen werden zu können. Es gilt aber auch die Scham der Bewohner:innen zu sehen.

„Werden die Maskierungen, hinter denen sich die Scham *aller* (Hervorhebung d. Verf.) verbirgt, verstanden und entlarvt, erscheinen die Konflikte, die darin stecken, und können verstanden werden" (Immenschuh 2020, S. 171 f.).

Im Zusammenhang mit sexuellen Übergriffen und sexualisierter Gewalt spielt die Auseinandersetzung mit Fragen der Macht eine wichtige Rolle. Macht und Beschämung sind eng miteinander verwoben. Beschämung ist ein gefürchtetes Instrument der Macht und ein wirkungsvolles Mittel, um Macht über einen Menschen zu gewinnen. Machtausübung durch Beschämung ist sehr wirkungsvoll, weil wir in der Scham nicht fähig sind, klar zu denken (Immenschuh 2020, S. 168). In der Interaktion zwischen Pflegekräften und der Person, die auf Hilfe angewiesen ist, existiert ein Machtgefälle. Dies lässt sich an Beispielen aus dem Pflegealltag verdeutlichen: Eine Person hilft, die andere braucht Hilfe; eine ist nackt, die andere angezogen; Pflegekräfte können sich absprechen, wer wen pflegt, die zu Pflegenden können sich ihre:n Pfleger:in nicht aussuchen. Pflegekräfte sind also daran gewöhnt, dass sie in einer machtvolleren Position sind (Bohn 2015 zit. in Immenschuh 2020). In der Situation sexualisierter Gewalt oder sexueller Übergriffe kehren sich die Machtverhältinsse um. Beabsichtigte, inszenierte Schamlosigkeit (z.B. durch exhibitionistische Selbstbefriedigung von männlichen Bewohnern in Anwesenheit einer Pflegekraft) führt der anderen Person ihre soziale Unterlegenheit im wahrsten Sinne vor Augen. Anstatt sich wie üblicherweise passiv und ausgeliefert zu fühlen, wird die zu pflegende Person aktiv und verhält sich beschämend.

Wer sich nach außen schamlos gebärdet, bekommt in der Folge wenig Anerkennung oder positive Rückmeldung. Nehmen die Pflegekräfte als Reaktion auf unangemessenes, schamloses Verhalten den Machtkampf auf, so können höchst aggressive Situationen entstehen. Gelingt es jedoch, das Gefühl der Ohnmacht, die Scham- und Minderwertigkeitsgefühle auf beiden Seiten wahr- und anzunehmen, die Scham-Dynamik, in die alle Beteiligten eingebunden oder verstrickt sind, zu verstehen, so ergeben sich differenzierte Sichtweisen, die zu einem konstruktiven, professionellen Verhalten beitragen können (Immenschuh 2020).

Sexualität wird in unserer Gesellschaft als ein lustvolles Vergnügen dargestellt, das allen zugänglich ist, wenn sie es nur richtig anstellen (Immenschuh 2017). Gleichzeitig werden Normierungen vermittelt, die sich beispielsweise auf die sexuelle Orientierung beziehen oder auf Sexualität im Zusammenhang mit dem Lebensalter. Es scheint erforderlich zu sein, immer wieder zu betonen, dass sexuelle Bedürfnisse im Alter „normal“ sind. Scham und Sexualität spielen als Begriffspaar dann eine Rolle, wenn Grenzen überschritten werden, wenn Begehren nicht mehr lustvoll, sondern unwürdig für den einen oder den anderen wird (Immenschuh 2017). Dieser

Zusammenhang legitimiert, dass das Thema „Sexualität" und „sexuelle Übergriffe" in einer Schlüsselkategorie analysiert werden.

Das Eigenleben des Körpers, die mangelnde Kontrolle über ihn, wird insbesondere im sexuellen Akt deutlich. Daher ist Sexualität in besonderer Weise mit Scham assoziiert (Gröning 1998).

Die Auswertung der Interviews zeigt, dass das Thema Sexualität von den Bewohner:innen nicht thematisiert wird. Dies lässt den Schluss zu, dass das Thema Sexualität in der Generation jener Menschen, die heute im Pflegeheim lebt, möglicherweise so schambesetzt ist, dass es im Gespräch tabuisiert wird.

Eine Ausnahme stellt ein Interviewausschnitt dar, in dem eine Bewohnerin über eine Liebesbeziehung nach dem Tod ihres Ehemannes berichtet, die sie emotional sehr erfüllt hat. Sie vergewissert sich, dass das Interview eine vertrauensvolle Beziehung darstellt (*„mit Ihnen kann ich ja reden"*). Schambesetzt ist die Nichterfüllung normativer Vorstellungen: *„Ich wollte nicht mehr noch einen Mann fürs Bett. Und das hab ich ihm dann gesagt."*

Ein weiteres Zitat aus dem Interview belegt die Wertvorstellung der Bewohnerin: *„Und er hat geweint, weil er kein Mann mehr ist. Er hatte schon einen Schlaganfall."*

Verhinderte sexuelle Ausdrucksformen wie z. B. Erektionsschwäche führen zu einer Abwertung, die sich darin äußert, nicht mehr als „Mann" oder „Frau" wahrgenommen zu werden. Während meiner teilnehmenden Beobachtung in der Einrichtung fiel mir auf, dass kaum eine Frau einen BH trug, Unterwäsche ausschließlich funktionalen Kriterien genügte.

Das Interview belegt, dass die Enttabuisierung und Distanzierung normierter Wertevorstellungen für die Bewohnerin eine gelungene Beziehung ermöglichte. *„Dann haben wir uns beide umarmt, weil es eben das Thema, was beide bedrückt hat, damit gelöst war… Und es war eine wunderbare Zeit."*

Es sind die Pflegekräfte, die sich zu sexuellen Wünschen und Bedürfnissen der pflegebedürftigen Menschen äußern.

„Und haben uns dann darauf verständigt, dass wir so Pornoheftchen besorgen und Poster, damit er einfach in seinem geschützten Rahmen, in seinem Zimmer die Möglichkeit hat, sich zu befriedigen und dies nicht dann eher nach außen trägt zu den anderen Bewohnern."

Pflegekraft 6, Seite 4

Es fällt Bewohner:innen und Pflegekräften schwer, über eigene Schamerfahrungen zu Sexualität zu sprechen. Die Interviewausschnitte können nachweisen, dass Themen im Kontext von Sexualität bei allen Zielgruppen häufig tabuisiert sind.

„Es sind dann schon eher die jüngeren Leute, die damit offener umgehen, also die ältere Generation tut sich mit dem Thema schon noch schwerer und ist auch nicht so offen darin. Also er hat's ja auch nie gelernt, dass man mit so einem Thema offen umgehen kann. Das war ja immer tabu."

Pflegekraft 6, Seite 5

„Das ist auch sehr wichtig. Das ist ja ein wichtiger Trieb, ein Sexualtrieb. Der wird ja nie besprochen. Aber der ist genauso wichtig wie essen und trinken."

Pflegekraft 7, Seite 4

„Wir haben jetzt eine Situation, wo sich die Person neu verliebt hat. Natürlich ist im ersten Moment ja die – ich sag mal, wie geht man jetzt mit dem um? Und es ist auch interessant, wie jeder anders reagiert. Aber das hat ja auch ein Stückchen mit der eigenen Sexualität zu tun."

Pflegekraft 2, Seite 15

Pflegekräfte erleben immer wieder sexuell motivierte Übergriffe durch Bewohner:innen. Sie zeigen sich in sexualisierten Handlungen außerhalb der Privatsphäre und sexualisierten Berührungen. Diese persönlichen Erfahrungen sind bisweilen mit Schuldgefühlen verbunden und werden von den Pflegekräften als schamauslösend beschrieben.

Verf.: „Sexuell umtriebig. Wie hat sich das geäußert?" „Dass er angefangen hat, z. B. bei uns im Büro zu onanieren. Und, dass er die Nähe sucht – sehr – die körperliche Nähe und dann natürlich an seinen Genitalien rumspielt."

Pflegekraft 6, Seite 5

„Am Anfang natürlich hast du verschiedene Reaktionen, auch was oft Übergriff ist. Ich sag mal, natürlich Bewohner – besonders auch männliche Bewohner. Die haben ja auch einen stärkeren Drang. Und natürlich hat's dann auch zu tun – ja, wenn die Person mich dann angreift oder sagt: Ja, ich hab Lust. Wie geh ich jetzt vor? Dann hat das eigentlich ein Stück ja auch mit einem selbst zu tun. Wie gehe ich jetzt mit dem um? Wie kann ich mich jetzt ein bisschen abgrenzen? Oder wie trifft mich das? Ich sag mal, das ist auch sehr interessant dieses Thema."

Pflegekraft 2, Seite 15

„Ja, vor Kurzem war eine unangenehme Situation im Nachtdienst. Wir haben einen schwer demenzkranken Bewohner, der zur Kurzzeitpflege im Haus ist. Ich kann ihn sehr schlecht einschätzen. Die Nacht davor hat er nach mir geschlagen und in dieser Nacht wollte er mich ins Bett ziehen. Also er hat auch sehr viel Kraft, das ist ein großer Mann. Das war eine sehr unangenehme Situation."

Pflegekraft 3, Seite 5

„Das gehört ja dazu. Da braucht man jetzt nicht – da darf ich mich jetzt nicht schämen. Oder da gibt's ja diese Geschichten: Ich bin selber schuld, dass der der mich jetzt antatscht. . . . hin und so."

GrD Pflegekräfte, Zeile 756

„Aber ist das nicht selbstverständlich, dass das (sexuelle Übergriffe, d. Verf.) natürlich beschämend ist? Wenn man dieses Wort vielleicht dann nicht explizit nennen muss. Aber es gibt ja viele Begriffe womöglich, die das aber beinhalten."

GrD Pflegekräfte, Zeile 664

Angehörige schämen sich für ihre Familienmitglieder, wenn sie von einem sexuellen Übergriff erfahren. Auch wenn der Begriff „Scham" an dieser Stelle nicht fällt, sondern als Peinlichkeit definiert wird, kann davon ausgegangen werden, dass die Konfrontation mit dem unangemessenen Verhalten des Ehemanns durch die Pflegekräfte bei der Ehefrau zu Schamgefühlen führt.

„Damals als der Übergriff war letzte Woche. Er selbst hat letzte Woche meine Kollegin an die Wand gedrückt. Das wurde auch mit der Ehefrau kommuniziert – und es war ihr total peinlich, dass ihr Mann so etwas macht."

Pflegekraft 3, Seite 9

Empathische Scham

Bereits das letztgenannte Beispiel verdeutlicht, dass es im Alltag immer wieder Situationen gibt, bei denen sich Menschen für andere schämen. Entweder, wenn sie Zeuge der Abweichung einer (vermeintlich) normierenden Wertvorstellung sind oder aber auch – wie im oben genannten Beispiel, wenn ihnen von anderen darüber berichtet wird.

Empathische Scham kommt in allen oben genannten Unterkategorien vor. Sie wird der Schlüsselkategorie „interaktionale Auslöser von Scham" zugeordnet, weil Menschen in der Interaktion stellvertretend für andere Scham empfinden.

„Für andere Angehörige ist es bestimmt – können auch so Themen wie mein Ehemann riecht nach Urin die ganze Zeit – das ist natürlich auch eine Form von Scham. Genau. Oder stuhlt ein. Kann seinen Speichel nicht halten."

Pflegekraft 5, Seite 6 – Perspektive Angehörige

Verf.: „Und kennen Sie das auch so, dass Sie sich manchmal so ein bisschen für andere schämen?" „Ja, manchmal –, Wenn sie unmöglich sind … Keine Hemmungen und nichts. Das mag ich net …" Verf.: „Wann ist das z. B.?" „Ja, das passiert (…) wenn die früh im Nachthemd in der Gegend rumturnen."

GrD Bewohner, Zeile 187

„Dass ich mich für sie schäme? Da schäme am Ende ich mich glaube ich für sie. Ja, klar. Es hat schon Situationen gegeben. Wenn sie (Mutter, die im Pflegeheim lebt, d. Verf.) manchmal auch ein bisschen harte Worte – also – man kann sie manchmal auch – wenn es ihr nicht passt, sagt sie's halt."

Pflegekraft 3, Seite 6 – Perspektive Angehörige

„Da war gerade auf der Wohngruppe xx ein Bewohner, dessen Frau kommt jeden Tag. Der Mann ist demenzkrank und reagiert oft nicht richtig – also wie wir es für richtig halten würden. Er für sich reagiert richtig in seinem Kopf und seine Frau sitzt daneben und schimpft mit ihm. ‚Jetzt kann er das nicht mehr, jetzt kann er das nicht mehr' und sie schämt sich und er kann nichts dafür. Wo kann er das ausleben, wenn nicht hier! Dafür schämt sie sich."

Pflegekraft 3, Seite 9 – Perspektive Angehörige

„Man sieht dann – wo sie doch so viel Bekannte hat und so viel Freunde immer und so viel Kuchen gebacken hat an Weihnachten – 30 Linzer Torten und so was. Und wer kommt? Da kommt ja keiner. Das ist so – da schäm ich mich dann auch."

Pflegekraft 1, Seite 14 – Perspektive Angehörige

„… wenn jemand mit dem Essen nicht so gut klar kommt, dann kann sie schon mal so einen scharfen Blick rüberwerfen zu demjenigen Bewohner. Das tut mir dann weh. Dann denke ich: Mensch, Mama –. Ja, da schäm ich mich auch ein bisschen für sie."

Pflegekraft 3, Seite 6 – Perspektive Angehörige

Zusammenfassung

Die Interviewausschnitte belegen, dass schamauslösende Momente, die interaktionell bedingt sind, im Alltag der stationären Altenpflege eine große Bedeutung haben und sich in vielen Bereichen zeigen. Alle drei Zielgruppen benennen Momente und Situationen, die sie als schambesetzt erleben.

Es fällt auf, dass Themen, die die Sexualität betreffen, nur von den Pflegekräften geäußert werden. Als problematisch kann betrachtet werden, dass sexuelle Übergriffe durch Bewohner:innen von Pflegekräften als so schambesetzt erlebt werden, dass sie tabuisiert und damit nicht bearbeitet werden können.

Eine eigenständige Betrachtung erfährt die empathische Scham, die ebenfalls in allen Zielgruppen beschrieben wird.

Organisational bedingte schamauslösende Aspekte

Als schamauslösend können auch organisational bedingte Situationen nachgewiesen werden. Darunter sind Aspekte zu verstehen, die die Organisationskultur und -dynamik mit sich bringen. Hierzu zählen auch Einflüsse von außen wie z.B. gesetzliche Rahmenbedingungen, die Auswirkungen auf die Menschen haben, die in der Organisation „Altenpflegeheim" leben oder arbeiten.

Es sind insbesondere strukturelle Beschämungen, die wirksam werden und die Landweer (2016) als „Demütigungen" bezeichnet.

Hauptkategorie	Unterkategorie	Zielgruppe
Organisational bedingte schamauslösende Aspekte	Mangelnde Privatsphäre und Individualität	Bewohner:innen
	Fehlende Zeit	Bewohner:innen, Pflegekräfte
	Konzeptionelle Aspekte	Bewohner:innen, Pflegekräfte

Mangelnde Privatsphäre und Individualität

Eine Bewohnerin beschreibt ihre Scham, sich jemandem von den Pflegekräften anzuvertrauen. Besprechungen, gesetzliche Vorgaben zur *Dokumentation* führen dazu, dass private, persönliche Dinge öffentlich werden. Das beschämt die Bewohnerin.

> „Nein. Ich hatte hier eine Schwester, mit der ich mich sehr gut verstanden hab und der ich auch mal etwas anvertrauen konnte, ohne dass der ganze Verein das erfahren hat. Wissen Sie – das ist das Schlimme. Man kann das schon. Aber dann wissen das immer gleich alle. Und das mag ich nicht. Ja, und da kann ich mich auch nicht öffnen." Verf.: „Dann haben die die nächste Übergabe" (...) „und dann wird das – wird das alles breit getreten. Und das mag ich nicht."
>
> Bew. 1, Seite 5

Das Leben in einer Institution bringt auch Grenzen im Hinblick auf die Berücksichtigung individueller Wünsche mit sich. In der stationären Altenpflege wird dies besonders bei der Auswahl der Speisen beschrieben. Mahlzeiten geben den Bewohner:innen nicht nur Struktur im Tagesrhythmus, sie sind auch Orte der Kommunikation und Interaktion. Die Nichtbeachtung individueller Wünsche beim Essen führt zu Beschämung, auf die auch mit verbaler Aggression reagiert wird.

> „Oder wenn ich z. B. über das Essen schimpf, wenn ich den Speiseplan lese. Da dreht's mir manchmal den Magen um. Ich hab – wissen Sie, alte Leute essen anders wie junge. Die schwören auf Pizza und – Verf.: „Pommes" „ ja und all dergleichen. Während dem ich Ihnen sage: Abends wäre eine warme Suppe und eine Scheibe Brot (...)"
>
> Bew. 2, Seite 6

> „Wie die eine, da hab ich mal so geschimpft, weil es eine Spinatsuppe gab und das hab ich im Leben noch nie gehört. Und hab gesagt: Also ist für mich ein Fraß, kann man den Schweinen hinschütten, aber nicht den Menschen."
>
> Bewohner 2, Seite 9

Fehlende Zeit

Wie im ersten Teil des Buchs beschrieben, unterliegen Altenpflegeeinrichtungen gesetzlichen Vorgaben und finanziellen Rahmenbedingungen, die der Staat bzw. die Pflegekassen definieren. Gesetze und Verordnungen bestimmen die Qualifikation (Fachkräfte, Alltagsbegleiter:innen) und Anzahl der Pflegekräfte (Verhältnis Fachkräfte:Nicht-Fachkräfte), die in einer Schicht tätig sein müssen. Der aktuelle Personalmangel verschärft die Situation und führt dazu, dass von allen Zielgruppen die fehlende Zeit der

Pflegekräfte als Problem beschrieben wird. Im Zusammenhang mit dem Phänomen Scham zeigt sich dies in konkreten, schamauslösenden Auswirkungen auf den Alltag der Bewohner:innen. Mitarbeitende empfinden Scham und Schuld.

Verf. „Und jetzt hier im Altersheim: Gibt's da auch nochmal so Momente, wo Sie sich für was schämen?" „Ja." Verf.: „Passiert, gell?" „Ein Problem – finde ich – ist auch die Zeit." Verf.: „Die Zeit?" „Wenn man als, wenn jetzt jemand was möchte und die Pflegerin sagt: Im Moment, ich komm gleich, aber kommt nicht, wir geben es uff."

GrD Bew., Zeile 246

„Also auf der einen Seite bekommt man Abführmittel (. . .)." Verf: „Damit man nicht so lang sitzt." „Und wenn's dann los geht, ist niemand da (. . .)." „Dann lassen sie einen ganz allein, aufs Klo zu gehen."

GrD Bew., Zeile 368

„Aber ich nehm mir auch – das Personal so wenig wie nur irgend möglich in Anspruch."

Bew.1, Seite 9

Verf.: „(. . .) Beispiele im Leben wo Sie sich schämen?" „Oh ja, sehr viele, sehr viele Momente. Wenn Sie jetzt aufs Klo müssen und Sie klingeln und es kommt niemand, und da – das ist ganz, ganz schlimm. Und da passiert's, dass Sie in die Hose machen. Und etwas Schlimmeres für einen Menschen, der denken kann, gibt es nicht. Der ist dann so klein."

GrD Bew., Zeile 353

„Oder beschämend, also mich beschämt das dann auch, wenn ich unter Zeitdruck steh."

GrD Pflegekräfte, Zeile 866

„Ja gut, das kann auch passieren – oh, es kann auch passieren. Ich hab auch schon eine Stunde und noch länger gewartet. Aber das passiert eigentlich bloß an Wochenenden, wenn dann wirklich schmale Besetzung da ist."

Bew. 1, Seite 9

„Aber deshalb könnte ich es mir grad erst richtig vorstellen, dass da so gefühlt die länger warten müssen vielleicht mal, bis die Pflege kommt. Weil, wenn man am Wochenende so als Besucher hier rein kommt, dann ist es schon eine andere Atmosphäre. Es sind viele Besucher da. Und dann kann es halt schon sein, dass viele Bewohner eher am Wochenende ihren Besuch kriegen und deshalb ja aufgeregt sind, weil es was anderes ist. Und deshalb eher gucken: Wann kommt denn da jemand? Und unter der Woche ist es halt einfach egal (. . .)."

GrD Pflegekräfte, Zeile 263

Konzeptionelle Aspekte

Die Arbeitsweise der Pflegekräfte beruht auch auf konzeptionellen Standards, die häufig in Verbindung mit der Betreuungs- und Versorgungsqualität der Einrichtung stehen. Es lässt sich nachweisen, dass die Ansätze von Bewohner:innen nicht immer als hilfreich, sondern auch als schamauslösend bewertet werden. Die vorliegenden Zuordnungen sagen nichts darüber aus, dass die Überlegungen unangemessen sind. Sie zeigen lediglich auf, dass es Unterschiede in der Wahrnehmung und im Erleben gibt, die auch dazu führen können, dass Menschen Scham empfinden.

„(…) besonders, wenn sie eine demenzielle Erkrankung haben. Für diese Personen wäre es günstiger, wenn sie feste Bezugspersonen haben. Und das hat man hier ja net. Da stehen die da und rätseln und da ist natürlich dann wieder (…) Ja, die die verbal noch fit sind, die äußern das manchmal, da ist ständig jemand anderes."

Pflegekraft 7, Seite 3

„Wenn sie – glaube ich – manchmal das Gefühl haben, wie beim Essen reichen oder Trinken reichen und wir denken dann, jetzt noch einen Löffel oder zwei – dann haben wir zumindest zur Hälfte geschafft. Und aber eigentlich wollen sie vielleicht gar nicht mehr. Auch das merkt man dann ja. Ich glaube, das ist dann schon manchmal – ja."

Pflegekraft 4, Seite 8

„In manchen Einrichtungen gibt es Sterbezimmer. Das war für mich grauenhaft. Das Sterbezimmer. Gehst mal da rein, ins Sterbezimmer. Die hätten dich nie geschickt im Krankenhaus zum Sterbenden. Hock Dich mal e weng na. Und da bist da ghockt in dem Sterbezimmer und dieses dicke Kreuz an der Wand und dann – das war schlimm."

GrD Pflegekräfte, Zeile 832

„Ich denke einfach, wenn sie (= Angehörige) das dann auch sehen – weil's da ja auch so ein Stück vom Konzept ist, dass man selber essen darf, soweit man es kann. Dann isst halt manchmal doch jemand mit den Händen oder sieht halt auch mit dem Löffel nicht schön aus. Nur, solang er es halt noch selber kann. Und ich glaub, das ist für Angehörige, die dann gerade auch da sind, manchmal auch schwierig, das zu sehen."

Pflegekraft 4, Seite 9 – Perspektive Angehörige

Das Pflege- und Wohnqualitätsgesetz sah über lange Zeit vor, dass Altenpflegeheime eine Benotung durch die Pflegekassen erhalten, die veröffentlicht werden muss. In der konkreten Ausgestaltung können solche gesetzlich vorgeschriebenen Bewertungen zu Beschämung führen. Nicht nur für die Organisation, sondern auch für Pflegekräfte, die in diesen Einrichtungen tätig sind:

„Also, Beschämung könnte ich mir jetzt vorstellen, wenn ich in einem Heim arbeiten müsste und eine schlechte Note bekäme, eine 2, und da steht also die Zwei. Da gibt's noch ein, zwei Heime. Das wäre dann mit das schlechteste Heim. Das könnte eine Beschämung sein."

GrD Pflegekräfte, Zeile 997

„Aber also, nun gut, was wirklich beschämend sein könnte, wenn jetzt wirklich jemand sagt: Was, du schaffst in dem Heim? Ich hab gehört, ihr habt ja was weiß ich was. Ja, das kann schon sein."

GrD Pflegekräfte, Zeile 1017

Zusammenfassung

Im Bereich der Organisation lassen sich als schamauslösende Aspekte mangelnde Privatsphäre und Individualität, fehlende Zeit und konzeptionelle Kriterien nachweisen, die sich auf unterschiedlichen Ebenen zeigen und als schamauslösend beschrieben werden. Sie werden aus unterschiedlichen Perspektiven von allen drei Zielgruppen genannt.

9 Reaktionsweisen auf Schamerleben

Individuelle Reaktionsweisen

Im Theorieteil wurde die Wirkung von Scham auf das Selbsterleben dargestellt. Die Analyse des Datenmaterials weist eine Reihe von Auswirkungen nach, die auch in der Literatur beschrieben sind und sich für den Bereich stationärer Altenpflege empirisch bestätigen. Sie ziehen sich durch alle Kodierphasen hindurch.

> „Denn es ist ein schlimmes Gefühl, wenn man sich schämt."
>
> GrD Bew., Zeile 498

Die individuellen Reaktionsweisen der ***Bewohner:innen*** zeigen sich in

- ***Einsamkeit und Rückzug*** (*„Und jetzt bin ich sehr einsam."* Bewohner 1, Seite 7)
- ***Traurigkeit*** (… weint, Bew. 1, Seite 7)
- ***Resignation*** (*„Die Windel? Das ist natürlich schon ein komisches Gefühl, wenn du es noch nie gehabt hast. Ja. Aber ich meine, da gewöhnt man sich dran. Weil Du es ja brauchst."* Bew. 4, Seite 1)
- ***Mangelndem Selbstwertgefühl*** (*„Aber ich nehm mir auch das Personal so wenig wie nur irgend möglich in Anspruch."* Bewohner 1, Seite 9; *„… Wenn Sie jetzt aufs Klo müssen und Sie klingeln und es kommt niemand, und da – das ist ganz, ganz schlimm. Und da passiert's, dass Sie in die Hose machen. Und etwas Schlimmeres für einen Menschen, der denken kann, gibt es nicht. Der ist dann so klein." GrD Bew. 353)*
- ***Wut und Aggression*** (*„Und da krieg ich dann meine Wut. Weil ich mir sage: Die gehören erzogen, nicht ich."* Bew. 2, Seite 9*)*
- ***Ironie*** (*„Ich bewundere den Mut der Frauen, die sich hier zum Kochen melden und vom Kochen keine Ahnung haben."* Bew. 2, Seite 9)
- ***Distanzierung*** (*„Das war schon früher finde ich, alles kleinlich. Man durfte sich ja nicht einmal anschauen. Oder ich war in einer Haushaltungsschule*

mit Schwestern. Ja, da durfte man sich nicht einmal angucken. Oder zu einer anderen aufs Bett sitzen. Das war eine Sünde fast." GrD Bew. Zeile 424)

- ***Rationalisierung*** (*„Dass ich so fett werd. Ich war immer schlank. Und dann hab ich gesagt: Menschenskinder –" Verf.: „Wie verändert sich der Körper, gell?" „oooo" Verf.: „Ja, ja. Dann guckt man lieber gar nicht mehr in den Spiegel." „Genau." Verf.: „Ja, aber jetzt Sie können drüber lachen?" „Ah ja, was nützt's. Stimmt. So recht tut nichts weh. Das ist wichtiger."* GrD Bew., Zeile 140)

Pflegekräfte beschreiben bevorzugt Schamerfahrungen von Beohner:innen und Angehörigen. In der Konsequenz lassen sich nur wenige individuelle Verhaltens- bzw. Reaktionsweisen aus den Interviews herleiten:

- ***Wahrnehmung und Selbstreflexion*** (*„Und ich glaube, wenn wir da alle als mal ein* bisschen *darüber nachdenken würden. Aber ich meine, das gelingt mir auch nicht zu 100 %, aber das wär ja auch fatal. Das wäre eigentlich so meines. So gäb's manche Situation vielleicht gar nicht, wo man sich schämen – wo man in die Situation dann kommt." Pflegekraft 5, S. 6*)
- ***Erröten*** (*„Dieses Schamgefühl des Körpers, das registriert man bei sich, z. B. Errötung* – Pflegekraft 7, Seite 6)
- ***Distanzierung*** (*„Dann* äm, *dann in meiner Jugendzeit waren ganz schreckliche Szenen, die ich so erinner. Aber je mehr ich erlebt hab, desto abgehärteter wurde ich. Desto eher kann ich auch Dinge machen wo ich denk, da würd sich jemand anders* dafür schämen, schäm ich mich nimmer, *aber dafür brauche ich mich net zu* schämen, des *gehört zu mir."* Pflegekraft 7, Seite 5)

Interaktionelle Reaktionsformen

Kommunikations- und Interaktionsprozesse verlaufen kreisförmig. Sie haben stets Ursache *und* Wirkung. Die Kommunikationspartner:innen reagieren ständig aufeinander (Watzlawick 2017).

Im Zusammenhang mit Schamsituationen in der stationären Altenpflege zeigen sich vielfältige interaktionelle Reaktionsformen. Sie verweisen darauf, wie die Interaktionspartner:innen in schambesetzten Situationen (re-)agieren. Die Zitate lassen keine Bewertung darüber zu, ob die Reaktionsweisen hilfreich oder angemessen sind. Sie können sowohl dazu beitragen, dass Schamgefühle konstruktiv abgewehrt und bewältigt werden, damit in der Interaktion die positive Wirkung von Scham als Hüterin der Würde wirksam wird. Sie können andererseits aber auch zu weiterer Beschämung oder beruflichen Belastung führen, wenn sie unreflektiert bleiben oder tabuisiert werden (Menzies 1974; Gröning 1998; Immenschuh 2014).

Die interaktionellen Reaktionsformen bestätigen die Erkenntnisse aus den theoretischen Grundlagen im ersten Teil des Buchs und werden durch die Interviewausschnitte lebendig und anschaulich.

■ Humor

Humorvolle Äußerungen zur Bewältigung schambesetzter Situationen beschreiben Bewohner:innen und Pflegekräfte:

> „Und mir ham halt auch so gelacht – wir ham einen Mitbewohner – er war Junggeselle. Und da hat er gesagt: Er weiß, wie eine nackte Frau aussieht. Und das war so köstlich. – (lautes Lachen ...) das war so köstlich."
>
> Grd Bew., Zeile 440

> „Ja, gut, machen wir zum Teil ein bisschen Spaß. Und Witz – so ähnlich."
>
> Bew. 4, Seite 2

> „Ich sag dann: Was meinen Sie, wie die Queen von England riecht, wenn die auf dem Klo sitzt. Dann müssen die lachen, ich hab die Spannung rausgenommen aus dem Moment und alles ist ok."
>
> Pflegekraft 1, Seite 10

> „Dann hab ich sie auf die Toilette gesetzt und dann ist ihr halt ein Wind entgangen. Hat sie halt gepupst. Dann hab ich gesagt: Ah, ich weiß schon was kommt: Das Moped, man sieht's noch nicht, aber man hört's schon! Das sind solche lustige Sachen, wo mein Vater immer so – und dann hat die so lachen müssen. Dann hat sie gesagt: Das hat auch noch nie jemand gesagt. Aber das ist lustig. Das gefällt mir. Und dann war schon – dann, weil sie im ersten Moment ... oh Gott, Entschuldigung. Ist doch egal. Das war's Moped net, aber man hört's schon. Dann war's wieder gut. Ja, ich meine, dass das demjenigen schon hilft."
>
> Pflegekraft 1, Seite 10

■ Überspielen

Eine Pflegekraft beschreibt, „Überspielen" als hilfreiche Strategie:

> „Und ich überspiel das dann. Oder wenn jemand, wie gesagt, auf der Toilette sitzt und es kommt ein größeres Geschäft und es riecht dann ein bisschen, wo man sagt: ach –. Ich tu dann das ein bisschen überspielen."
>
> Pflegekraft 1, Seite 10

■ Verbal-aggressive Äußerungen
Schamgefühle lösen nicht nur individuell Aggressionen aus. Sie zeigen sich auch in verbal aggressiven Äußerungen von Bewohner:innen und von Angehörigen. Pflegekräfte hingegen beschreiben diese Form der interaktionellen Reaktion nicht. Möglicherweise sind aggressive Gefühle bei den Pflegekräften schambesetzt und unterliegen einer Tabuisierung.

„Seine Frau sitzt daneben und schimpft mit ihm."

Pflegekraft 3, Seite 9 – Perspektive Angehörige

„Und da hab ich oftmals schon meinen Mund verrissen. Dass ich sag: Ist doch kein Essen für alte Leute auf die Nacht. Und – also da bin ich manchmal schon böse."

Bew. 2, Seite 9

„Wie die eine, da hab ich mal so geschimpft, weil es eine Spinatsuppe gab und das hab ich im Leben noch nie gehört. Und hab gesagt: Also ist für mich ein Fraß, kann man den Schweinen hinschütten, aber nicht den Menschen."

Bew. 2, Seite 9

Kommunikationsstrategien

Wahrnehmung
Grundlage aller Kommunikationsprozesse ist die Wahrnehmung von Kommunikationselementen, sei es verbal, paraverbal oder nonverbal. Um in schambesetzten Situation hilfreich agieren zu können, ist es daher erforderlich, Schamempfindungen bei sich selbst und bei den Interaktionspartner:innen wahrzunehmen. Diese Fähigkeit wird ausschließlich von den Pflegekräften beschrieben. Es kann als Hinweis interpretiert werden, dass die Wahrnehmung von Schamgefühlen der Bewohner:innen zu den professionellen normativen Werterwartungen der Pflegekräfte gehört. Persönliches Schamempfinden hingegen unterliegt – wie an anderer Stelle nachgewiesen werden kann – häufig der Tabuisierung.

„Einfach Körperhaltung und manchmal vielleicht auch die Mimik. Aber eigentlich schon die Körperhaltung. Dann fühl ich's: Jetzt ist's unangenehm."

Pflegekraft 4, Seite 6

„Das ist ja so ein inneres Gefühl. Das passiert ja im Körper was ... Das registrier ich natürlich."

Pflegekraft 7, S. 6

„Dieses Schamgefühl des Körpers, das registriert man bei sich, z. B. Errötung ... dann weiß ich natürlich sofort, das war fachlich jetzt total bescheuert und das ärgert mich natürlich. Und das andere ist, eigentlich schäme ich mich, dass ich das nicht registriert habe."

Pflegekraft 7, Seite 6

„Man muss den Bewohner einschätzen können. Seine Körpersprache lesen und Blicke lesen."

Pflegekraft 3, Seite 7

„Ich glaube jeder Bewohner ist jeden Tag damit (= Verlust an Eigenständigkeit) konfrontiert. Auch die Demenzkranken. Die haben lichte Momente, in denen sie das merken. Ich denke, dass man da sehr feinfühlig sein muss."

Pflegekraft 3, Seite 7

Thematisieren

Die Interviews belegen, dass es sowohl *Bewohner:innen wie auch Pflegekräfte* grundsätzlich für sinnvoll erachten, sich mit dem Thema „Scham" zu befassen und es insbesondere in der Interaktion mit Kolleg:innen zu thematisieren.

„... wir als Pflegekraft kommunizieren das dann einfach durchs Reden. Denke ich, durch die Kommunikation. Das ist eigentlich das Wichtigste für mich (...)."

Pflegekraft 5, Seite 7

„Auch grad, wenn jemand so eine Situation erlebt, wo er sich geschämt hat oder so. Dass man darüber redet und vielleicht – es gibt ja natürlich da kein Patentrezept, so oder so wird es gemacht. Aber dass vielleicht jeder auch was dazu sagt. Und dann denkt man: Ok, stimmt. So kann man es auch sehen. Und da baut sich ja ein Gespräch auch drauf auf."

Pflegekraft 6, Seite 6

„Ich meine, überflüssig finde ich es (das Thema Scham, d. Verf.) nicht – nie was. Es wäre fatal, dann zu sagen nö nö, da braucht man sich nicht drüber unterhalten dürfen, verbrannt."

Bew. 3, Seite 7

Verf.: „Finden Sie es denn wichtig, dass man manchmal über das Thema Scham und was einen beschämt spricht?" Bew: „Ich finde es sehr gut." „Ich finde es auch richtig." „Also wirklich, man kann es vielleicht nicht mit jedem (...)."

GrD Bew., Zeile498

Die Eingrenzung „vielleicht nicht mit jedem" belegt, dass es Rahmenbedingungen braucht, um das Gefühl Scham anzusprechen. Immenschuh bezeichnet dies als „Schamraum" (Immenschuh 2020). Es ist vor allem Vertrauen zwischen den Interaktionspartner:innen erforderlich. Diese Erfordernis zeigte sich auch im Forschungsvorhaben. Das methodische Vorgehen bei der Datenerhebung (öffentlicher schriftlicher Hinweis, Informationsveranstaltung, Pflegekräfte als „Gatekeeper") reichte offensichtlich nicht aus, dass Angehörige Vertrauen entwickelten und für ein Interview zur Verfügung standen.

> Verf.: „Warum melden sich keine Angehörige zum Interview?" „ Das liegt daran also die Äußerung haben wir jetzt öfters gehört. Weil sie Sie nicht kennen. Also diese sie haben gesagt: Wenn das jetzt jemand vom Haus wär, mit dem man schon so Kontakt gehabt hätte, wär das durchaus vorstellbar. Aber keine fremde Person. Also ich glaub, es muss sich erst so eine Vertrauensbasis – muss erst geschaffen werden, damit über solche vermeintlich heiklen Themen sprechen kann und sich öffnen kann. Also, es muss Vertrauen da sein."
>
> Pflegekraft 6, Seite 2

Neben dem Vertrauen, spielen auch andere Begleitumstände eine wichtige Rolle. So muss es beispielsweise den richtigen Moment/Zeitpunkt für die Thematisierung geben:

> „(...) wenn der Bewohner noch da ist, würde ich's nicht zum Thema machen. Erst danach, weil ich wahrscheinlich den Bewohner nicht noch mehr beschämen möchte."
>
> Pflegekraft 6, Seite 6

Die wissenschaftliche Bearbeitung des Themas Scham in der stationären Altenpflege zeigt, dass es auch ***organisationale Voraussetzungen*** für einen konstruktiven Umgang mit Scham braucht. Sie zeigen sich in der informellen Organisations- und Gesprächskultur einer Einrichtung oder eines Teams.

> „Es wäre mir wichtig, dass Scham auch kommuniziert werden darf. Dass es ein wichtiges Gefühl ist – es ist ein Warnsignal, das Grenzen aufzeigt – meine eigenen oder auch die des Gegenübers. Dass das in unserer Gesprächskultur in Ordnung ist, dass man darüber spricht."
>
> Pflegekraft 4, Seite 9

> Verf.: „Also einerseits ist das Thema Scham in Besprechungen ja nicht so präsent." „Nicht wirklich!" Verf.: „Ist es dann eher so etwas, was man im Informellen bespricht? Oder?" „Ja, ja!"
>
> Pflegekraft 3, Seite 6

Umschreiben

Die Interviewausschnitte lassen die Schlussfolgerung zu, dass das Wort Scham so „wirkmächtig" ist, dass es in der Regel nicht ausgesprochen wird. Man greift zu Umschreibungen.

> „Also wir sprechen drüber, aber nicht unter dem Punkt: Hier ist Scham im Spiel. So, ja. Wenn man nachfragen würde: Gefühlt ist es so, aber es kriegt eher selten den Begriff."
>
> Pflegekraft 7, Seite 4

> „Aber ebenso beschämende Dinge sprechen wir ja an. Nur sagen wir es vielleicht nicht explizit oder packen es nicht unter die Überschrift Scham."
>
> Pflegekraft 7, Seite 4

> „Ja, es wird nicht explizit dann zum Thema gemacht."
>
> Pflegekraft 7, Seite 4

> „Also ich glaube, in der Ausbildung ist jetzt nicht so das – also, das Thema wird – das wird alles so angeschnitten. Aber so richtig vertieft wird das jetzt nicht. Klar ist, dass der Lehrer was dazu sagt, seine Erfahrungswerte und in der Praxis dann halt so."
>
> Pflegekraft 5, Seite 9

> „Also Scham, Ekel hatten wir mal kurz angesprochen. Intimsphäre, Privatsphäre – so Sachen (...) Ich denke, das kommt ja in den meisten (...), also wenn man eine Erkrankung bespricht, dann ist es meistens so, dass das ein bisschen eigentlich mit angesprochen wird – habe ich so das Gefühl."
>
> Pflegekraft 5, Seite 9

Die Vermeidung der Benennung des Begriffs Scham kann nicht generell als „gut oder schlecht" bewertet werden. Die Umschreibung kann die Schamgefühle des Interaktionspartners würdigen, ohne sie zu „entlarven". Andererseits können Chancen konstruktiver, fokussierter Auseinandersetzung verhindert oder erschwert werden.

Tabuisierung

Wie im Theorieteil beschrieben, gehört Scham zu den tabuisierten Gefühlen, vor allem wenn es um die eigene Empfindung geht. Die bestätigt sich in zahlreichen Interviewausschnitten:

„Ja doch, es gab einen Fall: Es gibt eine Bewohnerin, die nicht von Männern gepflegt werden wollte. Da gehen wir recht offen damit um. Wenn es um den Bewohner geht. Wenn es um uns selbst geht, da hat man natürlich Angst, wenn man sagt, ich schäme mich für das oder ich schäme mich für das, was du jetzt da gerade gemacht hast. Das wird natürlich nicht so offen angesprochen. Ein tabuisiertes Thema."

Pflegekraft 3, Seite 4

„Das ist ein Thema was ich ja auch unterrichte, wo ich dann natürlich auch immer feststelle, wie alle drüber hinweggehen und so tun als gäb es das gar nicht (...)."

Pflegekraft 7, Seite 5

„Weil Frauen. Ja – eine ganz besondere Kombination – aber es wird hier ja nicht verwendet (...)." Verf.: Ja, nee."

Pflegekraft 7, Seite 2

Aus meiner Reaktion „Ja, nee" auf die Tabuisierung einer Thematik – es ging um eine homosexuelle Beziehung zwischen zwei Mitarbeiterinnen im Pflegeheim, zeigt sich die Ambivalenz der Tabuisierung: Einerseits kann Tabuisierung schützen (in diesem Fall die Pflegekraft, die über persönliche Dinge Dritter erzählt), andererseits Entwicklung (hier: vertiefte Auseinandersetzung) verhindern. Das Zitat belegt auch, dass die Pflegekraft selbst gleichgeschlechtliche Liebesbeziehungen als schambesetzt und tabuisiert erlebt, möglicherweise auf dem Hintergrund der katholischen Trägerschaft der Einrichtung und den damit verbundenen arbeitsrechtlichen, normativen Wertvorstellungen.[7]

Organisationale Reaktionsweisen

In der empirischen Forschung ließ sich nicht eindeutig belegen, wie auf Schamaffekte organisational reagiert wird. Die Reaktionsweisen können aus den Kommunikationsstrategien hergeleitet werden. Sie zeigen sich in Form von Tabuisierung, aber auch in dem Anspruch, Schamgefühle besprechen, thematisieren zu können. Für die Thematisierung sind organisationale Voraussetzungen wie eine wertschätzende Organisations- und Gesprächskultur notwendig.

7 Nach Art. 3 Abs. 2 der geänderten Grundordnung des kirchlichen Dienstes v. 22.11.22 ist die sexuelle Orientierung Privatsache (Anm. d. Verlags).

Zusammenfassung

Es lässt sich nachweisen, dass es sowohl Bewohner :innen wie auch Pflegekräfte grundsätzlich für sinnvoll erachten, über Schamgefühle zu sprechen. Hierzu müssen sie zunächst wahrgenommen werden. Dies wird von den Pflegekräften selbst als Grundlage professionellen Handelns beschrieben.

Damit Schamgefühle ihre positive Wirksamkeit entfalten und entwicklungsfördernd für Einzelne oder für die Organisation sein können, braucht es Vertrauen unter den Interaktionspartner:innen und konstruktive Rahmenbedingungen. Anderenfalls wird Scham tabuisiert oder im Informellen besprochen und entzieht sich damit der Bearbeitung.

10 Schamverlust und Schamlosigkeit

> „Ansonsten vom Eindruck von den Bewohnern, bei vielen ich bin erstaunt, wie wenig das zu spüren ist."
>
> Pflegekraft 7, Seite 5

Die stationäre Altenpflege lässt sich einerseits als ein Feld beschreiben, das in besonderer und vielfältiger Weise schamauslösend ist. Andererseits irritieren Schamverlust und Schamlosigkeit. Es lassen sich drei Aspekte identifizieren, die ursächlich dafür sind, dass es zu einem Verlust von Schamgefühlen kommt.

Demenzielle Erkrankungen

Schamgefühle entstehen, wenn normative Wertvorstellungen verletzt werden. Schamgefühle erfordern die Fähigkeit der Selbstdistanz, um einen Abgleich zwischen den eigenen Wertvorstellungen und dem als abweichend Erlebten herzustellen. Gelingt dies aufgrund einer demenziellen Erkrankung nicht mehr, so wirken Verhaltensweisen auf Dritte schamlos.

> „Da war gerade auf der Wohngruppe 2 ein Bewohner, dessen Frau kommt jeden Tag. Der Mann ist demenzkrank und reagiert oft nicht richtig – also wie wir es für richtig halten würden. Er für sich reagiert richtig in seinem Kopf und seine Frau sitzt daneben und schimpft mit ihm. ‚Jetzt kann er das nicht mehr, jetzt kann er das nicht mehr', und sie schämt sich und er kann nichts dafür. Wo kann er das ausleben, wenn nicht hier! Dafür schämt sie sich."
>
> Pflegekraft 3, Seite 9

Attribution und Sozialisation

In der Lebens- bzw. Arbeitswelt stationäre Altenpflege entwickeln sich organisationsspezifische Normen und Wertvorstellungen. Eindrucksvoll belegen Interviewausschnitte, dass das Leben oder Arbeiten in der stationären Altenpflege mit einer Werteverschiebung einhergeht.

Für die Bewohner:innen wird die „fremde Welt Pflegeheim“ (Koch-Straube 2003) zur Heimat. Die Arbeit im Heim trägt bewusst oder unbewusst Elemente von „Familiarisierung“ (Koch-Straube 2003, S. 28). Damit einher geht, dass Verhaltensweisen, die im privaten Umfeld intim und akzeptabel sind, auch in der Einrichtung gezeigt werden. Für Dritte (andere Bewohner:innen, Pflegekräfte, Angehörige) finden sie quasi im öffentlichen Raum statt und werden in der Folge von ihnen als unangemessen bewertet.

> Verf.: „Gibt's vielleicht auch manchmal Bereiche, wo sich Bewohner nicht mehr schämen, was Sie verwundert?" „Ja, das sind vermutlich dann die ganzen Körpergeräusche."
>
> Pflegekraft 4, Seite 10

> „Ja, manchmal –, Wenn sie unmöglich sind (...) Keine Hemmungen und nichts. Das mag ich net (...)" Verf.: „Wann ist das z. B.?" „Aber tagsüber, früh, wenn die Leute auch meinen, sie müssten im Nachthemd da rumturnen und nachher – des geht net (...)"
>
> GrD Bew. Zeile 210

Schamempfindungen werden abgewehrt oder nicht mehr wahrgenommen, weil Bewohner:innen darauf angewiesen sind, Hilfe in Anspruch zunehmen.

> Verf. : „Welche Rolle spielt denn dann das Thema Scham in Ihrem Alltag hier, als Bewohner?" „Eigentlich gar keine. Weil meine Krankheit ist primär mein (...) Und wenn ich Hilfe brauche, dann ist die Scham außen vor. Dass ich da jetzt irgendwelche Sperenzchen mache oder (...) Ich brauch Hilfe und dann bin ich froh, wenn jemand mir dies jetzt gibt."
>
> Bew. 3, Seite 4

> „Also die Scham ist bei mir ziemlich gedämpft. Weil eben alles von uns gestört ist."
>
> Bew. 2, Seite 9

> „Also, natürlich gibt's alle so Situationen einfach. Aber ich denke, so richtig dafür schämen tu ich mich nicht, weil es ist ja alles irgendwie menschlich."
>
> Pflegekraft 5, Seite 7

Schamlosigkeit als „Maskierung"

Die Zusammensetzung der Bewohner:innen einer stationären Altenpflegeeinrichtung ist heterogen, nicht nur im Hinblick auf den Pflege- und Unterstützungsbedarf, sondern auch bezüglich des Lebensalters. Bestimmte

Krankheitsbilder und Lebensumstände führen dazu, dass vereinzelt auch jüngere Menschen in der Einrichtung leben. In den Einzelinterviews konnte diese Perspektive nicht einfließen, da niemand zum Gespräch bereit war. Allerdings nahm eine jüngere Bewohnerin an der Gruppendiskussion teil.

Um ihre Wünsche und Bedürfnisse zeitnah erfüllt zu bekommen, greift eine Bewohnerin zu drastischen Mitteln, die sich in schamlosem Verhalten zeigen.

„Wenn ich mal nachts um Neune das Zimmer ohne Hose verlasse, dann hat mich – dann kann er zu mir kommen, weil dann weiß er, er kommt um Neune das letzte Mal. Naja, und wenn die dann ewig nicht kommen, dann geh ich so – also hab ich keine Hose mehr an und dann geh ich raus, und fahr das Haus zamm. Also da ist fast keiner mehr im Haus, außer sie stehen draußen (. . .) Weil, wenn dann war's richtig."

GrD Bew., Zeile 204

Mit ihrem ‚schamlosen' Verhaltensweise verweist die Bewohnerin auf ihre Sorge, dass vor Dienstwechsel niemand mehr kommt, um sie zu pflegen. Hinter der Schamlosigkeit verbergen sich Ängste, um ihr persönliches Wohlbefinden. Sie wünscht, eine frische Inkontinenzeinlage für die Nacht zu bekommen. Lieber zeigt sie sich schamlos, als die Scham zu ertragen, ihre persönliche Würde zu verlieren und mit nasser Einlage die Nacht verbringen zu müssen. In der Gruppendiskussion bewertet die gleiche Bewohnerin das Verhalten anderer unangemessen, wenn sie morgens im Nachthemd „in der Gegend herumturnen."

GrD Bew., Zeile 210

11 Konstruktive Ansätze zum Umgang mit Scham im pflegerischen Kontext

Vereinzelt gehen pflegewissenschaftliche Studien auf den Umgang mit Scham im Pflegealltag ein. Die Beiträge sind überwiegend im klinischen Umfeld entstanden, bieten jedoch wertvolle Informationen und Anregungen für den Bereich der Altenpflege.

Undoing Shame

Heimerl (2006) befasste sich mit pflegerisch bzw. therapeutischen Interaktionen während der Maßnahmen, die im Intimbereich erfolgen. Sie nennt das professionelle Vorgehen „undoing shame". Dabei liegt ein Verständnis zugrunde, dass es keine einheitliche Abgrenzung zwischen Scham, Peinlichkeit und Verlegenheit gibt.

Vielmehr sind diese Phänomene auf einem Kontinuum von mehr oder weniger intensiven leiblichen Empfindungen angesiedelt.

Scham ist ein körperliches Phänomen, das gezeigt und leiblich gefühlt wird und nicht erst dann sozial relevant wird, wenn jemand die Emotion mit den Worten ‚ich schäme mich' verbalisiert. Körperscham muss nach ihrer Überzeugung in der Interaktion von den Beteiligten aktiv gehandhabt werden.

Im klinischen Setting besteht die Herausforderung darin, während der Intimpflege oder medizinischen Handlung im Intimbereich so zu tun, als wäre es normal, Absonderliches zu tun. Gleichzeitig muss gezeigt werden, dass dieses ‚Normalsein' (Hervorhebung d. Verf.) eben nicht normal, sondern absonderlich ist (Heimerl 2006, S. 377).

„Sobald Genitalien nackt sind, steckt das Peinliche als Drohung in der Situation, diese wird mit Spannung aufgeladen und umzingelt ihre Teilnehmer" (Heimerl 2006, S. 376). Verstärkt wird die Brisanz, wenn sie von gegengeschlechtlichen Akteur:innen ausgeführt wird.

Beim Umgang mit Genitalien geht es um mehr als um das Vermeiden von Zwischenfällen. Sie stellt eine „hochgradig schamgeschwängerte Situation" (Heimerl 2006, S. 388) dar, die zeitlich andauert, weder überraschend noch unerwartet eintritt und bewältigt werden muss.

Heimerl (2006) analysiert den Umgang mit Scham durch Beobachtung des Personals im Rahmen gynäkologischer Untersuchungen. Undoing shame im gynäkologischen Kontext meint, die Frau als Person und als Patientin wahrzunehmen. Damit die durch die nackten Genitalien ausgelöste Sexualisierung der Situation gemeistert werden kann, bedarf es der Praktiken aller Akteur:innen. Ziel ist es, die Verrichtung (accomplishment) der pflegerischen Tätigkeit so auszugestalten, dass sie von allen als sinnhaft-rational erlebt werden kann.

Institutionelle Rahmenbedingungen (z.B. Handschuhe, Dienstkleidung, Einrichtungsgegenstände) tragen dazu bei, die prekäre Situation als medizinische (pflegerische) Handlung zu gestalten.

Darüber hinaus ist eine spezifische Kommunikation hilfreich. Die Interaktion darf dabei weder völlig zwanglos, aber ebenso wenig zwanghaft ablaufen. Verhalten sich die Akteur:innen zu zaghaft und schüchtern bzw. zu leger und freizügig, dann riskieren sie, der „drohenden Scham Tür und Tor zu öffnen und von ihr durchbohrt zu werden" (Heimerl 2006, S. 377).

Es kann notwendig sein, verbale Abstinenz einzuhalten oder die persönliche Kommunikation so geschickt zu lenken, dass Uneindeutigkeiten vermieden werden.

Da die Ergebnisse der Studie im klinischen Bereich gewonnen wurden, können sie auf die stationäre Altenpflege übertragen werden. ‚Undoing shame', die Ausgestaltung einer Pflegesituation, die stets mit dem Risiko verbunden ist, bei Pflegebedürftigen und auch beim Personal Scham auszulösen, stellt im Alltag der Altenpflege eine permanente Herausforderung dar.

Wie bereits erwähnt, distanziert sich Immenschuh (2020) von dem Begriff, weil er suggeriert, dass die Ausgestaltung einer Pflegesituation ohne Schamempfindungen möglich sei. Andererseits zeigt der Ausdruck das prozesshafte und aktive Vorgehen auf, das ‚überflüssige Scham' verhindert.

Permission Giving

Ebenfalls aus dem klinischen Kontext stammt das Konzept „Permission Giving" (Odey 2009). In vorherigen Kapiteln wurde nachgewiesen, dass Sexualität zur Identität eines jeden Menschen gehört. Gleichzeitig ist sie in hohem Maße anfällig, Scham auszulösen.

Auch Odey (2009) zeigt auf, dass Sexualität wichtig für das Wohlbefinden und die Lebensqualität von Patient:innen bzw. medizinisch beeinträchtigen Menschen ist. Ausgehend von Untersuchungen, die sich mit den Auswirkungen sexueller Dysfunktionen z. B. bei Stoma-Patienten befassen, kann nachgewiesen werden, dass sexuelle Themen im Pflegealltag weitestgehend tabuisiert sind. Taylor (1994 zit. in Odey 2009) betont, dass es erforderlich ist, dass sich Pflegekräfte hierzu mit ihrer eigenen Sexualität auseinandersetzen müssen.

Odey (2009) ist davon überzeugt, dass Wissen über Sexualität und sexuelle Gesundheit zu einer positiven Einstellung der Pflegekräfte beiträgt und sie sicherer und kompetenter im Umgang mit den Patient:innen werden. Die Fertigkeiten könnten im Laufe der Zeit und durch Erfahrung angeeignet werden (Payne 1976 zit. in Odey 2009).

Gespräche mit Patient:innen zu führen kann erlernt werden. Um jedoch Schamkompetenz zu erwerben, ist es darüberhinaus erforderlich, dass Pflegekräfte ihr eigenes Verhältnis zu Sexualität und Scham reflektieren und dieses anhand beruflicher Situationen im Team zu kommunizieren.

Mitarbeiter:innen sollten sich darüber im Klaren sein, dass ihre Wertvorstellungen Auswirkung auf die Interaktion mit den zu Pflegenden haben. Sie sind angehalten, eine Atmosphäre zu entwickeln, in der Patient:innen sich frei fühlen, ihre sexuellen Bedürfnisse zu äußern (Immenschuh 2017).

Wenngleich der Begriff Scham in Odeys Ausführungen nicht auftaucht und das Konzept im klinischen Setting entwickelt wurde, so kann ihr Modell möglicherweise auf die Interaktion in der stationären Altenpflege übertragen werden.

Odey (2009) verweist auf das Modell EX-PLISSIT von Taylor und Davis (2006). Es kann helfen, dass Pflegekräfte ihre eigenen Möglichkeiten (abilities) wahrnehmen und andererseits erkennen, wann es erforderlich ist, Spezialist:innen (z.B. Sexualassistenz) hinzuziehen. So können sich Vertrauen (confidence), Wissen (knowledge) und Sachverstand (expertise) entwickeln.

Im Zentrum steht die reflektierte Betrachtung (reflect review) der oben genannten Aspekte. Sie ist eingebettet in einen Kreislauf von Selbstwahrnehmung (self-awareness), Reflexion (reflect), Bewertung (review), Wissen (knowledge) und der Annahme der Herausforderung/Aufgabe (challenge assumptions).

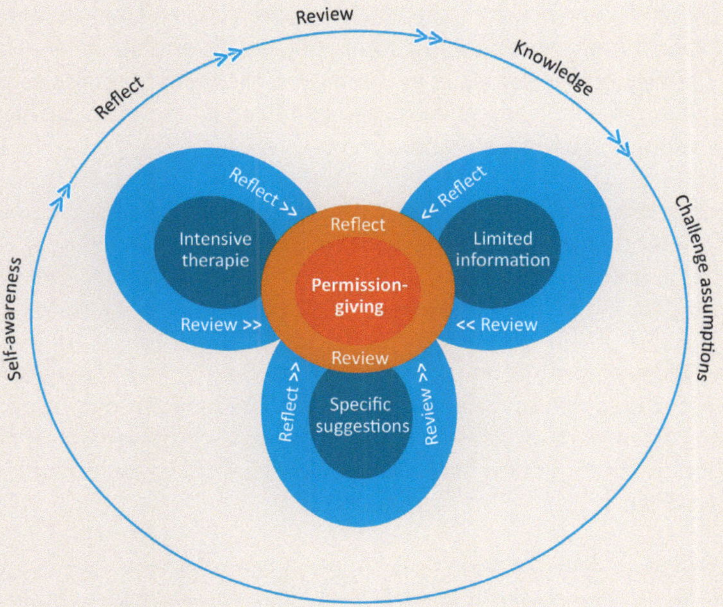

Abbildung 5: Permission Giving (Odey 2009), S. 46; eigene Darstellung

Immenschuh (2017) weist darauf hin, dass mit „Wissen" in diesem Modell die Art der Gesprächsführung zu verstehen ist. Odey (2009) schlägt vor, dass Pflegekräfte mit den Patienten beispielhaft über folgende Fragen ins Gespräch kommen: ‚Some people have questions regarding sex, relationships and intimacy. Would you like to talk about this?' (Übersetzung: Manche Menschen haben Fragen, die Sex, Beziehungen und Intimität betreffen. Möchten Sie darüber sprechen?) ‚Has the illness changed the way you get close to your partner?' (Übersetzung: Hat Ihre Krankheit die Art und Weise verändert, Ihrem Partner/Ihrer Partnerin nahezukommen?)

Die Reflexion schambesetzter Themen braucht geschützte Räume, in denen Gefühle erlaubt sind. Ansonsten sind die Pflegekräfte mit ihrer Bewältigung allein gelassen und noch verletzlicher, was sich wiederum in der Interaktion mit den Betroffenen auswirkt (Immenschuh 2017, 2020).

Integrative Validation

Richard (2011) entwickelte in den 1990er-Jahren das Konzept der Integrativen Validation (www.integrative-validation.de). Es erfolgt keine vollständige Darstellung des Konzepts, es werden lediglich Ansätze aufgezeigt, die Auswirkungen auf die Interaktion zwischen Pflegekräften und zu Pflegenden im Kontext von Scham haben.

Die integrative Validation ist eine biografiebasierte und ressourcenorientierte Methodik. Sie greift nach einem bestimmten Vorgehen Äußerungen von demenziell Erkrankten auf und ermöglicht dadurch einen wertschätzenden Umgang mit den Wünschen und Bedürfnissen der Betroffenen.

Beim Validieren geht es darum, Antriebe und Gefühle der Pflegebedürftigen wahrzunehmen und sie den Betroffenen gegenüber in direkten und kurzen Sätzen wertzuschätzen. In einem zweiten Schritt werden sie bestätigt und in einem dritten Schritt eingebunden in Redewendungen oder Sprichwörter.

Im Bereich sexueller Äußerungen könne validierendes Verhalten beispielsweise durch Sätze wie „Sie sind erregt", „Sie sind ein leidenschaftlicher Mann" bestätigt werden. Indem Äußerungen und Handlungen des Menschen mit Demenz bewusst wahrgenommen und verbal bestätigt werden, wird der paradoxe Effekt genutzt, dass die Bestätigung nicht zur

Verstärkung, sondern möglicherweise zu einem Abflauen des Gefühls führt. Wenn Gefühle nicht wahrgenommen oder geleugnet werden, haben sie die Tendenz, sich stärker zu äußern.

Damit Pflegekräfte auf sexualisierte Begegnungen adäquat reagieren können, fordert Richard (2011), dass darüber in den Teams gesprochen werden muss. Hierzu braucht es äußere Formen der Sicherheit wie Konzepte und Leitlinien, aber auch „innere Sicherheit" (Richard 2011, S. 847), die sich dadurch auszeichnet, dass man sich über das Thema Sexualität und damit auftretende Belastungen in wertschätzender, respektvoller und Diskretion bewahrender Form austauschen kann.

Können Pflegekräfte nur auf dem Hintergrund ihrer persönlichen Erfahrungen auf sexualisierte Begegnungen reagieren, weil Sexualität nicht thematisiert wird, bleiben oft Scham und Unbehagen zurück (Richard 2011).

12 Auswirkung der Erkenntnisse auf Pflegealltag, Supervision, Coaching und Fortbildung

Immer wieder ist nachzulesen, dass es einen vertrauensvollen Rahmen braucht, damit über Schamerfahrungen gesprochen werden kann. Immenschuh hat hierzu den Begriff „Schamraum" (Immenschuh 2020, S. 69) gewählt. Im kollegialen Austausch gilt es, Gefühle als wesentlichen Bestandteil der Profession anzuerkennen und sich mit anderen über eigene Erfahrungen auszutauschen. So kann eine Pflegekultur entstehen, die im Zusammenwirken mit pflegetechnischen und formalen Anforderungen eine würdevolle Pflege sichert.

Beratungsformate wie Supervision, Coaching und Fortbildung können im Pflegealltag wichtige und hilfreiche Unterstützungsformate darstellen. Im Zusammenhang mit dem Phänomen Scham werden sie immer wieder als Raum für vertiefte Reflexion genannt.

Aufgrund der Komplexität des Forschungsthemas wurde im Laufe des Forschungsprozesses darauf verzichtet, die Auswirkungen der Erkenntnisse zum Thema Scham auf Supervision und Coaching wissenschaftlich aufzubereiten. Zum Zeitpunkt der Entscheidung lagen bereits mehrere Einzelinterviews und Gruppendiskussionen mit Supervisor:innen vor. Die Aussagen können für Supervisionsprozesse insbesondere im Bereich der (Altenpflege) relevant sein.

Ein erster Eindruck belegt, dass das Thema Scham in Supervision und Coaching ebenfalls eine vernachlässigte Emotion darstellt:

„Die eigene Scham. Gibt's in der Pflege nicht. Es würde sich, glaube ich, jemand – eine professionelle Pflegekraft – nicht unbedingt zugestehen, dass sie Scham empfindet ... Wenn das jemand in der Pflege so drückt, dass der eigentliche Grund ist, dass er sich bei seinen eigenen Verhaltensweisen halt auch so bedrückt fühlt oder schämt oder sonst was, dann ja. Wenn es um Fallbesprechungen geht, finde ich nicht unbedingt, dass es thematisiert werden muss. Zumindest nicht in der Runde der einrichtungsinternen Beratung. Weil, die müssen sich ja am nächsten Tag wieder in die Augen gucken. Also in einer Einzelsupervision oder in einer Gruppe, wo Leute sind, die in unterschiedlichen Heimen arbeiten, finde ich, kann man das durchaus ansprechen. In einer einrichtungsinternen würde ich das nicht tun."

Einzelinterview Supervisorin K.

Verf.: „Kommen wir nochmal zu meinem Thema, dem Thema Scham und Beschämung. Taucht denn das Wort Scham in der Supervision, in dem Supervisionsprozess überhaupt irgendwie mal auf?" „Nein, gar nicht. Noch nie."
Verf.: „Wenn es nicht auftaucht, heißt es dann, dass es das nicht gibt oder dass man es nicht gewohnt ist, bestimmte Phänomene oder so unter dieser Überschrift mal anzuschauen?" „Also ich glaube, es ist – also es ist sicher da. Ich denke aber, es ist einfach nicht gewohnt, unter diesem Aspekt das Problem zu betrachten. Also ich glaube, in der Pflege liegt der Fokus oft dann auf dem Bewohner selber. Und so – er hat ja das Schamgefühl, denn es ist ja seine Intimsphäre, in die eingedrungen wird. Das heißt jetzt Toilettengang oder duschen gehen. Und ich glaub, es ist schon auch so ein Tabuthema, dass die Pflegenden sich irgendwie nicht zu schämen haben. Tatsächlich, da steht der Pflegende im Fokus."

Einzelinterview Supervisorin M.

Wenn Supervision und Coaching einen Beitrag leisten sollen, dass es in den Beratungsprozessen zu einem konstruktiven Umgang mit Scham kommt, so erfordert dies vom Supervisor/Coach Schamkompetenz. Ansonsten bleibt das Thema Scham auch in supervisorischen Beratungsprozessen eine vernachlässigte und tabuisierte Emotion.

Schlusswort

Persönliche Erfahrungen und Auswirkungen auf die Entwicklung von Schamkompetenz

Rückblickend kann der Forschungsprozess als Spiegel für die Entwicklung von Schamkompetenz gewertet werden.

Vorsichtig, unsicher und unerfahren tauchte ich in die Welt der stationären Altenpflege ein. Aufmerksam beobachtete ich Phänomene und machte mir Notizen. Von Beginn an spürte ich nach, was bei mir selbst Scham auslöste und wie ich damit umging. Meine beruflichen Vorerfahrungen erwiesen sich als hilfreich.

Zunehmend selbstbewusster, verbunden mit dem Anspruch, wertschätzend und sensibel die Daten zu erheben, konnte ich den Gesprächen die Bedeutung von Schamerfahrungen für jede:n Einzelne:n entnehmen. Meine Überlegungen, auf eine positive Gesprächsatmosphäre zu achten, das Vertrauen der Interviewpartner:innen zu gewinnen und für ‚sichere Rahmenbedingungen' (z. B. Anonymisierung, Ort der Erhebung) zu sorgen, ermöglichten, ein tabuisiertes Thema besprechbar zu machen. Es gelang mir, das vernachlässigte, aber unbestritten existente Thema Scham an die „Oberfläche" zu holen. In der konkreten Interaktion pendelte ich emotional zwischen „Berührung und Distanzierung".

Über einen langen Zeitraum versuchte ich, die Aussagen der Interviewpartner:innen rational zu verstehen, einzuordnen. Die konstruktive, kritische Auseinandersetzung im geschützten Raum, z. B. in kollegialen Beratungen, Supervision und in vielen persönlichen Gesprächen ermöglichte mir die Entwicklung einer Systematik der Daten. So entstand meine individuelle, wissenschaftstheoretisch begründete Einordnung und Umgehensweise mit den Erhebungen.

Die Erfahrungen im Forschungsprozess beeinflussten meine persönliche Schambiografie. Ich entdeckte „blinde Flecken", deren Bearbeitung ich mich (unbewusst) entzog.

Allem voran die Auseinandersetzung mit Tod und Sterben.

In meinem beruflichen Alltag achte ich darauf, überflüssige Beschämung möglichst zu vermeiden. In Mitarbeitergesprächen lege ich verstärkt Wert auf eine wertschätzende Umgebung und Gesprächsatmosphäre, auch bei schwierigen Gesprächsanlässen. Ob die Interaktion dennoch als schamauslösend empfunden wird, bewerten die Interaktionspartner:innen auf dem Hintergrund ihrer jeweiligen persönlichen Schambiografie.

Eine positive Auswirkung hat die Entwicklung meiner Schamkompetenz auch auf meine freiberufliche Tätigkeit als Supervisorin. Meine Interventionen fokussieren zunehmend darauf, Verhaltensweisen der Supervisand:innen oder der Klient:innen der Supervisand:innen möglicherweise AUCH als eine Form der Schamabwehr zu verstehen. Exemplarisch sei an dieser Stelle eine intensive Diskussion in einer Jugendhilfeeinrichtung erwähnt, die sich damit befasste, ob es sinnvoll ist, Entschuldigungen als verpflichtendes Element in einer Gewaltsverzichts-Erklärung für die Jugendlichen aufzunehmen und welche Rolle dabei ‚schämen' spielt.

Vor dem Hintergrund der persönlichen Erfahrungen und dem Anspruch, eine Dissertation anzufertigen, die im beruflichen Alltag der Pflegekräfte relevant ist, entstand dieses Fachbuch. Es bleibt zu hoffen, dass die Auseinandersetzung mit der Thematik dazu beiträgt, dass Schamgefühle im Pflegealltag, in Ausbildung und Supervision enttabusiert werden und damit ihren berechtigten Platz in der professionellen Tätigkeit einnehmen.

Abbildungsverzeichnis

Abbildung 1: Eigene Darstellung 14

Abbildung 2: DGB-Index: 11 Kriterien der Arbeitsqualität 27

Abbildung 3: Der bipolare Affekt der Scham 41

Abbildung 4: Hauptkategorien.. 77

Abbildung 5: Permission Giving (Odey 2009), ... 121

Literaturverzeichnis[8]

Adam-Paffrath, Renate (2014): Würde und Demütigung aus der Perspektive professioneller Pflege. Eine qualitative Untersuchung zur Ethik im ambulanten Pflegebereich. Frankfurt/M.: Mabuse-Verlag.

Aner, Kirsten; Karl, Ute (Hg.) (2010): Handbuch Soziale Arbeit und Alter. Wiesbaden: VS Verlag für Sozialwissenschaften. Online verfügbar unter http://dx.doi.org/10.1007/978-3-531-92004-7

Aner, Kirsten; Kricheldorff, Cornelia (2018): Potenziale, Konzepte und Interventionen in der Pflege. In: Zeitschrift fur Gerontologie und Geriatrie 51 (6), S. 609 – 611. DOI: 10.1007/s00391-018-1430-8

Augurzky, Boris; Heger, Dörte; Hentschker, Corinna; Krolop, Sebastian; Stroka, Magdalena (2015): Pflegeheim Rating Report. Hg. v. Vincent Network. Hannover. Online verfügbar unter www.rwi-essen.de/media/content/pages/publikationen/ sonstige/pflegeheimratingreport2015_execsum.pdf, zuletzt geprüft am 22.09.2019.

Baer, Udo; Frick-Baer, Gabriele (2014): Vom Schämen und Beschämtwerden. 3. Aufl. Weinheim: Beltz (Bibliothek der Gefühle, 4).

Bastian T.; Hilgers M. (1991): Scham als Teil des Minderwertigkeitsgefühls – und die fehlende Theorie der Affekte. In: Zeitschrift Individualpsychologie 16, S. 102–110.

Bauer, Annemarie (2015): Die Anwendung psychoanalytischer Theoreme auf Organisationen, S. 1–36.

Baumert, Jürgen; Masuhr, Volker; Möller, Jens; Riecke-Baulecke, Thomas; Tenorth, Heinz-Elmar; Werning, Rolf (2013): Inklusion. Forschungsergebnisse und Perspektiven. München: Oldenbourg.

Bäurle; Petra (2018): Umgang mit sexueller Belästigung am Arbeitsplatz: Eskalation statt Deeskalation. Hg. v. Berufsgenossenschaft für Gesundheit und Wohlfahtspflege. Hamburg (2). Online verfügbar unter www.bgw-online.de/DE/Medien-Service/Kundenmagazin/2018-2/Umgang-mit-sexueller-Belaestigung-am-Arbeitsplatz.html

Bevölkerungsentwicklung (2018): Online verfügbar unter www.destatis.de/ DE/Themen/Gesellschaft-Umwelt/Bevoelkerung/_inhalt.html

Bierhoff, Hans W. (1997): Prosoziales Verhalten. In: Wolfgang Stroebe, Miles Hewstone und Geoffrey M. Stephenson (Hg.): Sozialpsychologie. Eine Einführung. Dritte, erweiterte und überarbeitete Auflage. Berlin, Heidelberg, s.l.: Springer Berlin Heidelberg (Springer-Lehrbuch), S. 395–420.

Birkemeyer, Angela (2012): Scham und Beschämung in der stationären Altenpflege. Ursachen, Entstehungsbedingungen, Bewältigungsstrategien. Saarbrücken: AV Akademikerverlag.

8 Alle Internetquellen geprüft am 18.07.2023.

Bohn, Caroline (2007): Zur Bedeutung der Scham im professionellen Kontext sozialer Arbeit. In: Die Kontroverse (4), S. 51–53.

Bohn, Caroline (2015): Macht und Scham in der Pflege. Beschämende Situationen erkennen und sensibel damit umgehen. München: Ernst Reinhardt Verlag.

Bornheim-Gallmeister, Nicole (2013): Positive Emotionen in der Arbeitswelt. Eine vergleichende Untersuchung über das Verhältnis von Rahmenbedingungen und Arbeitsleben in der stationären Altenpflege. Dissertation. Universität Bremen.

Bundesministerium für Gesundheit (2017): Beschäftigte in der Pflege. Online verfügbar unter www.bundesgesundheitsministerium.de/themen/pflege/pflegekraefte/ beschaeftigte.html

Bundesministerium für Gesundheit (2019): Zehn Prozent mehr Auszubildende: Konzertierte Aktion Pflege legt mit „Ausbildungsoffensive Pflege" verbindliche Ziele für Pflege-Ausbildung fest. Pressemitteilung vom 28.1.2019. Online verfügbar unter www.bmfsfj.de/bmfsfj/aktuelles/presse/pressemitteilungen/zehn-prozent-mehr-auszubildende--konzertierte-aktion-pflege-legt-mit--ausbildungsoffensive-pflege--verbindliche-ziele-fest/133144

Denninger, Tina; van Dyk, Silke; Lessenich, Stephan; Richter, Anna (2014): Leben im Ruhestand. Zur Neuverhandlung des Alterns in der Aktivgesellschaft. Bielefeld: transcript Verlag.

Depauli, Claudia (2014): „Endlich fragt mal jemand". In: Die Schwester, der Pfleger 53 (3), S. 238–241.

Dietz, Hella (2013): Jack Katz: How Emotions Work. In: Konstanze Senge und Rainer Schützeichel (Hg.): Hauptwerke der Emotionssoziologie. Wiesbaden: Springer Fachmedien, S. 187–193.

Eggen, Bernd (2012): Hochaltrigkeit: Aspekte einer späten Lebensphase. In: Statistisches Monatsheft Baden-Württemberg (1), S. 11–16.

Emcke, Carolin (2013): Weil es sagbar ist. Über Zeugenschaft und Gerechtigkeit. Essays. Frankfurt/M.: Fischer E-Books.

Emcke, Carolin (2019): Ja heißt ja und … Frankfurt/M.: S. Fischer.

Erismann, Markus (2016): Die Antinomie der Scham. Eine Analyse des Scham-Selbst-Verhältnisses. Kröning: Asanger Verlag.

Erpenbeck, John; Heyse, Volker; Meynhardt, Timo; Weinberg, Johannes (2007): Die Kompetenzbiographie. Wege der Kompetenzentwicklung. 2., aktualisierte und überarb. Aufl. Münster: Waxmann.

Erpenbeck, John; Sauter, Werner (2016): Stoppt die Kompetenzkatastrophe! Wege in eine neue Bildungswelt. 1. Aufl. 2016. Berlin, Heidelberg: Springer

Frevert, Ute (2015): Scham und Beschämung in: Geschichte der Gefühle – Einblick in die Forschung. Online verfügbar unter www.history-of-emotions.mpg.de/ de/texte/scham-und-beschaemung

Fuchs, Tatjana; Bielenski, Harald (2006): Was ist gute Arbeit? Anforderungen aus der Sicht von Erwerbstätigen. Konzeption und Auswertung einer repräsentativen Untersuchung. 2. Aufl. Bremerhaven: Wirtschaftsverl. NW – Verl. für neue Wissenschaft (INQA- Bericht, 19). Online verfügbar unter www.inqa.de/Inqa/Redaktion/Zentralredaktion/PDF/Publikationen/inqa-19-was-ist-gute-arbeit,property=pdf,bereich= inqa,sprache=de,rwb=true.pdf

Gnahs, Dieter (2007): Kompetenzen – Erwerb, Erfassung, Instrumente. Bielefeld: Bertelsmann.

Grimm (1854): Grimmsches Wörterbuch Online verfügbar unter http://woerterbuch netz.de/cgi-bin/WBNetz/wbgui_py?sigle=DWB

Gröning, Katharina (1998): Entweihung und Scham. Grenzsituationen in der Pflege alter Menschen. Frankfurt/M.: Mabuse-Verlag.

Haarmann, Claudia (2006): „Unten rum …". Die Scham ist nicht vorbei. 2. Aufl. Köln: Innenwelt-Verlag.

Haas, Daniela (2013): Das Phänomen Scham. Impulse für einen lebensförderlichen Umgang mit Scham im Kontext von Schule und Unterricht. Stuttgart: Verlag W. Kohlhammer (Religionspädagogik innovativ, 4).

Heimerl, Birgit (2006): Choreographie der Entblößung: Geschlechterdifferenz und Personalität in der klinischen Praxis. In: Zeitschrift für Soziologie 35 (5), S. 372–391.

Hell, Daniel (2018): Lob der Scham. Nur wer sich achtet, kann sich schämen. Gießen: Psychosozial-Verlag (Sachbuch psychosozial).

Hielscher Volker (2014): Technikeinsatz und Arbeit in der Altenpflege. Ergebnisse einer internationalen Literaturrecherche. In: iso-Report (1). Online verfügbar unter www.iso-institut.de

Hilgers, Micha (2013): Scham. Gesichter eines Affekts. 4., erw. Aufl. Göttingen: Vandenhoeck & Ruprecht.

Immenschuh, Ursula (2013): Darüber spricht man doch nicht. Thematisieren des Tabus Scham – ein Widerspruch in sich. Katholische Stiftungsfachhochschule München; Campus Schloss Mariakirchen; Krammer & Partner.

Immenschuh, Ursula (2017): Sexualität und Scham in der Pflege. CNE.fortbildung, Stuttgart: Georg Thieme Verlag.

Immenschuh, Ursula (2018): Scham und Würde in der Pflege. In: GGP – Fachzeitschrift für Geriatrische und Gerontologische Pflege (3), S. 115 – 119. DOI: 10.1055/a-0598-9813

Immenschuh, Ursula; Marks, Stephan (2014): Scham und Würde in der Pflege. Ein Ratgeber. Frankfurt/M.: Mabuse-Verlag.

Immenschuh, Ursula (2020): Unerhörte Scham in der Pflege. Frankfurt/M.: Mabuse-Verlag

Institut DGB-Index Gute Arbeit (2023): Arbeitsbedingungen in der Pflege revisited. Kompakt 02/2023, Berlin.

Isfort, M.; Rottländer, R.; Weidner, F.; Gehlen, D.; Hylla, J.; Tucman, D. (2018): Pflege-Thermometer 2018. Eine bundesweite Befragung von Leitungskräften zur Situation der Pflege und Patientenversorgung in der stationären Langzeitpflege in Deutschland. Hg. v. Deutsches Institut für angewandte Pflegeforschung e.V. (DIP). Köln. Online verfügbar unter www.dip.de/fileadmin/data/pdf/projekte/Pflege_Thermometer_ 2018.pdf

Junker, Stefan (2011): Schuldgefühle bei Psychotherapeuten. Querschnittstudie zur Abgrenzung von Schuld und Scham. Inauguraldissertation. Fakultät für Verhaltens- und Empirische Kulturwissenschaften, Heidelberg.

Kalbe, Wolfgang (2002): Scham – Komponenten, Determinanten, Dimensionen. Bern: Peter Lang (Europäische Hochschulschriften Reihe 6, Psychologie, 701).

Katz, Jack (1999): How Emotions work. Chicago: University of Chicago Press.

Koch-Straube, Ursula (2003): Fremde Welt Pflegeheim. Eine ethnologische Studie. 2., korrigierte Aufl. Bern: Huber (Reihe Pflegewissenschaft).

Koch-Straube, Ursula (2004): Fremde Welt Pflegeheim. Bad Arolser Studientage der Altenpflege. IQ-Innovative Qualifikation in der Altenpflege®, 05.10.2004. Online verfügbar unter www.innovative-qualifikation.de

Koller, Jan; Spörhase, Ulrike (2018): Die Herausforderung grenzüberschreitender Sexualität in der stationären Altenpflege. In: HeilberufeScience 9 (3–4), S. 77–85. DOI: 10.1007/s16024-018-0319-1

Kölling, Wolfgang (2007): Die Kultur der scheinbaren Schamlosigkeit und ihre Bedeutung für Organisationen. In: Organisationsberatung, Supervision, Coaching (3), S. 223–233.

Korczak, Dieter (Hg.) (2013): Schamlos. Analyse der neuen Schamlosigkeit. Unter Mitarbeit von Hilpert Konrad, Nisters Thomas, Remmler Renate, Weber Karl-Wilhelm und Wertheimer Jürgen. Kröning: Asanger Verlag.

Koslowski, Gabriela (2021): Sexuelle Übergriffe und Gewalt im Pflegealltag, Schlütersche Verlagsgesellschaft, Hannover.

Kranich, Mariana (2011): Gefühle in der Altenpflege. Eine Sprachinhaltsanalyse nach Gottschalk-Gleser von Balint-Gruppen mit Mitarbeitern aus der Altenpflege zum Problembereich „Aggression und Gewalt". Berlin: Lit (Erlanger Beiträge zur Gerontologie, Bd. 9).

Kumbruck, Christel; Rumpf, Mechthild; Senghaas-Knobloch, Eva; Gerhard, Ute (2010): Unsichtbare Pflegearbeit. Fürsorgliche Praxis auf der Suche nach Anerkennung. Münster: Lit (Studien zur Pflege, 3).

Lammers, Maren; Ohls, Isgard (2017): Mit Schuld, Scham und Methode. Ein Selbsthilfebuch. 1. Auflage. Köln: BALANCE Buch + Medien Verlag (Balance Ratgeber). Online verfügbar unter www.balance-verlag.de/buecher/detail/book-detail/mit-schuld-scham-und-methode.html

Landweer, Hilge (2016): Die Macht der Scham. Das vielfältige Gefüge der Schamempfindungen. In: entwurf (3), S. 6–11.

Lewis, Michael (1993): Scham. Annäherung an ein Tabu. München: Kabel Verlag.

Lietzmann, Anja (2003): Theorie der Scham. Eine anthropologische Perspektive auf ein menschliches Charakteristikum. Dissertation. Fakultät für Sozial- und Verhaltenswissenschaften, Tübingen.

Lohmer, Mathias; Möller, Heidi (Hg.) (2014): Psychoanalyse in Organisationen. Einführung in die psychodynamische Organisationsberatung. Stuttgart: Kohlhammer.

MacGabhann, Patricia (2015): Caring for gay men and lesbians in nursing homes in Ireland. In: British Journal of Nursing 24 (22), S. 1142–1148.

Maier, Heiner; Gampe, Jutta; Vaupel, James W.; Jeune, Bernard (2010): Supercentenarians (Demographic Research Monographs). 1. Aufl. Berlin, Heidelberg: Springer-Verlag (Demographic Research Monographs). Online verfügbar unter http://gbv.eblib.com/ patron/FullRecord.aspx?p=993458

Marks, Stephan (2007): Warum folgten sie Hitler? Die Psychologie des Nationalsozialismus. Unter Mitarbeit von Heidi Mönnich-Marks. Ostfildern: Patmos Verlag.

Marks, Stephan (2014): Scham als Wächterin der Intimsphäre und der Menschenwürde. Ihre Bedeutung für Organisationen. In: Olaf Geramanis und Kristina Hermann (Hg.): Organisation und Intimität. Der Umgang mit Nähe im organisatorischen Alltag – zwischen Vertrauensbildung und Manipulation. Carl-Auer Verlag. Heidelberg, S. 209–220.

Marks, Stephan (2016): Scham. Die tabuisierte Emotion. 6. Auflage, überarbeitete Neuausgabe der 2. Aufl. Ostfildern: Patmos Verlag.

Marks, Stephan (2017): Die Würde des Menschen ist verletzlich. Was uns fehlt und wie wir es wiederfinden. Ostfildern: Patmos Verlag.

Menzies, Isabel E.P. (1974): Die Angstabwehr-Funktion sozialer Systeme. Ein Fallbericht. In: Gruppendynamik (3), S. 183–216.

Meyer, Christine Sandra; Hagmann-von Arx, Priska; Grob, Alexander (2009): Die Intelligence and Development Scale Sozial-Emotionale Kompetenz (IDS-SEK). In: Diagnostica 55 (4), S. 234–244. DOI: 10.1026/0012-1924.55.4.234

Meyer-Kühling, Inga (2016): Bedürfnisbegegnung in der stationären Altenpflege. Eine qualitative Studie zum „Ich sein Dürfen" von Pflegeheimbewohnern. Marburg: Tectum Verlag.

Möhring-Hesse, Matthias (2015): Die Kehrseite dessen, was man gemeinhin „Ökonomisierung" nennt. Zur Kritik der Verstaatlichung der sozialen Dienste. In: EthikJournal 3 (1), S. 1–22. Online verfügbar unter www.ethikjournal.de

Möller, Heidi (1998): Schamerleben in Supervisionsprozessen. In: Gruppendynamik 29 (4), S. 403–419.

Möller, Heidi (2017): Vertrauens- und Misstrauenskulturen in Organisationen. In: Konfliktdynamik 6 (3), S. 168–175. DOI: 10.21706/kd-6-3-168

Moser, Michaela; Russo, Katja; Appel, Margit (2008): Frauenarmut, Scham und Stigmatisierung. In: Die Armutskonferenz (Hg.): Schande Armut. Stigmatisierung und Beschämung. Dokumentation der 7. Österreichischen Armutskonferenz, S. 17–19. Online verfügbar unter http://www.armutskonferenz.at/files/ak7-low.pdf

Müller, Monika; Pfister, David Manuel Simon (Hg.) (2014): Wie viel Tod verträgt das Team? Belastungs- und Schutzfaktoren in Hospizarbeit und Palliativmedizin; mit 3 Tabellen. 3., unveränderte Aufl. Göttingen, Bristol, CT: Vandenhoeck & Ruprecht.

Neckel, Sighard (2008): Die Macht der Stigmatisierung. Status und Scham. In: Die Armutskonferenz (Hg.): Schande Armut. Stigmatisierung und Beschämung. Dokumentation der 7. Österreichischen Armutskonferenz, S. 22–25. Online verfügbar unter www.armutskonferenz.at/files/ak7-low.pdf, zuletzt geprüft am 20.09.2019.

Noelle, Rüdiger (2016): Selbstwahrnehmung und Selbstkonzept im Alter. Depressionen und Depressionsrisiken wahrnehmen. In: Kerbe 34 (1), 7–9.

North, Klaus; Reinhardt, Kai; Sieber-Suter, Barbara (Hg.) (2018a): Kompetenzmanagement in der Praxis. Wiesbaden: Springer Fachmedien Wiesbaden.

North, Klaus; Reinhardt, Kai; Sieber-Suter, Barbara (2018b): Was ist Kompetenz? In: Klaus North, Kai Reinhardt und Barbara Sieber-Suter (Hg.): Kompetenzmanagement in der Praxis, Bd. 84. Wiesbaden: Springer Fachmedien Wiesbaden, S. 35–110.

Odey, Kathryn (2009): Legitimizing patient sexuality and sexual health to provide holistic care. In: Gastrointestinal Nursing 7 (8), S. 43–47. DOI: 10.12968/gasn.2009.7.8.44749.

Pernlochner-Kügler, Christine (2010): Umgang mit Ekel- und Schamgefühlen bei der Arbeit mit Körpern. München, Norderstedt: GRIN-Verlag.

Pfabigan, Doris (2010): Würde und Autonomie im Kontext geriatrischer Langzeitpflege. Projektbericht einer disziplin- und methodenübergreifenden Studie zu Fragen eines selbstbestimmten und würdevollen Alterns. Universität Wien. Wien.

Pühl, Harald (2003): „Geh in die Ecke und schäm dich!". In: supervision – Mensch Arbeit Organisation (3), S. 23–28.

Richard, Nicole (2011): Sexualität und Demenz. „Bestätigung sexueller Wünsche kann zu ihrem Abflauen führen". In: Die Schwester, der Pfleger (9), S. 846–850.

Riedel-Heller, Steffi G. (2016): Psychische Störungen im Alter. Eine Bevölkerungsperspektive. In: Kerbe (1), S. 4–7.

Rothgang, Heinz; Müller, Rolf; Unger, Rainer (2012): Themenreport „Pflege 2030". Was ist zu erwarten – was ist zu tun? Hg. v. Bertelsmann Stiftung. Gütersloh. Online verfügbar unter www.bertelsmann-stiftung.de.

Rudolph, Kira (2023): Nicht sprechen, nicht hören. In: Trauma, Kultur und Gesellschaft, 1(1), 2023; s. 61 https://doi.org/10.30820/2752-2121.2023-1-49

Schambortski, Heike (2021): Sexuelle Belästigung durch Patienten, Klienten und Bewohner. Online verfügbar unter: www.bgw-online.de/bgw-online-de/themen/gesund-im-betrieb/umgang-mit-gewalt/sexuelle-belaestigung-41084

Seyda et al 2021. www.iwkoeln.de/studien/susanne-seyda-helen-hickmann-pflegeberufe-besonders-vom-fachkraeftemangel-betroffen.html

Stavemann, Harlich H. (2018): Im Gefühlsdschungel. Emotionale Krisen verstehen und bewältigen. Mit Online-Material. 3., aktualisierte und überarbeitete Aufl. Weinheim, Basel: Beltz. Online verfügbar unter www.beltz.de/de/nc/verlagsgruppe-beltz/gesamtprogramm.html?isbn=978-3-621-28608-4

Taylor, B. (2006): Using the extending PLISSIT model to adress sexual healthcare needs. In: Nurs Stand 21 (11), S. 35–40.

Thiersch, Hans (2007): Scham – eine Skizze. In: Zeitschrift Suizidprophylaxe (2), S. 51–57.

Tiedemann, Jens (2010): Die Scham, das Selbst und der Andere. Psychodynamik und Therapie von Schamkonflikten. Gießen: Psychosozial-Verlag.

Tiedemann, Jens (2013): Scham. Giessen: Psychosozial-Verlag (Analyse der Psyche und Psychotherapie, 7).

Tiedemann, Jens (2016): Scham. Wut als Ursache von Gewalt und Fanatismus. In: Imagination (2), S. 33–57.

Trunkenpolz, Kathrin (2009): Von der Infant Observation zur Altersforschung: Die psychoanalytische Methode des Beobachtens nach dem Tavistock-Konzept im Kontext von Forschung. In: Zeitschrift für Individualpsychologie 34 (3), S. 330–351. DOI: 10.13109/ zind.2009.34.3.330

van Dyk, Silke (2015): Soziologie des Alters. Bielefeld: transcript Verlag.

ver.di – Vereinte Dienstleistungsgewerkschaft Bereich Innovation und Gute Arbeit (2013): Arbeitsbedingungen in Pflegeberufen Nr. 7, https://innovation-gute-arbeit.verdi.de/++file++5375ec7e6f68447d67000094/download/Arbeitsbedingungen%20in%20Pflegeberufen%20Nr.%207.pdf

Weidner, Frank; Emme von der Ahe, Hartmut; Lesner, Anke; Baer, Udo (Hg.) (2016): Alter und Trauma. Unerhörtem Raum geben: Abschlussbericht zum Projekt „Alte Menschen und Traumata – Verständnis, Erprobung und Multiplikation von Interventions- und Fortbildungsmöglichkeiten". Frankfurt/M.: Mabuse-Verlag.

Weinert, Franz Emanuel (2001): Concept of Competence: A Conceptual Clarification. In: Dominique Simone Rychen und Laura Hersh Salganik (Hg.): Defining and selecting key competencies. Seattle: Hogrefe & Huber, S. 45–65.

Weinblatt, Uri; Schlippe, Arist von; Plata, Guido (2016): Die Nähe ist ganz nah! Scham und Verletzungen in Beziehungen überwinden. Gottingen: Vandenhoeck & Ruprecht.

Werden, Rita (2013): Schamkultur und Schuldkultur. Revision einer Theorie. Inaugural-Dissertation. Albert-Ludwigs-Universität Freiburg i. Br., Freiburg.

Wurmser, Léon (1993): Die Maske der Scham. Die Psychoanalyse von Schamaffekten und Schamkonflikten. Berlin: Springer.

Wurmser, Léon (1998): Die Maske der Scham. Die Psychoanalyse von Schamaffekten und Schamkonflikten. 3., erw. Aufl. Berlin: Springer.

Autorin und Autor

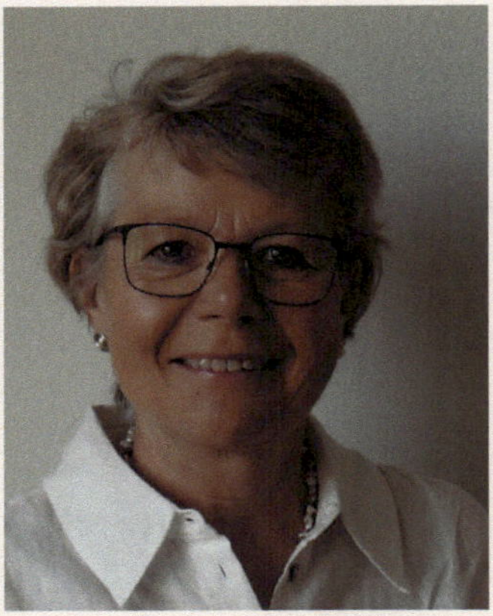

Dr. Christel Baatz-Kolbe, Dipl. Supervisorin (DGSv), Dipl. Sozialpädagogin (FH). Freiberufliche Tätigkeit als Supervisorin, Coach und Fortbildnerin; langjährige Geschäftsführerin und Leiterin einer Fachschule für Heilerziehungspflege. Ihre beruflichen Erfahrungen führten zur Sensibilisierung mit der Thematik „Scham in der Pflege" und mündeten in einer wissenschaftlichen Auseinandersetzung im Rahmen der Dissertation an der Uni Kassel.

Dr. Simon W. Kolbe, Professor für Soziale Arbeit an der SRH Wilhelm Löhe Hochschule in Fürth. Er entwickelte und überprüfte ein Strukturmodell von Kompetenzdimensionen für erfolgreiche Inklusion. Seine weiteren Forschungs- und Lehrschwerpunkte sind Lernen durch Lehren, Bedürfnisorientierte Ethik und Menschenrechtsarbeit, Flucht und Migration, Inklusion und Teilhabe sowie Religiosität und Spiritualität.